# MAQUIAGEM TEEN

Diretora editorial: **Raquel Cozer**
Gerente editorial: **Renata Sturm**
Assistente editorial: **Marina Castro**
Edição de texto: **Carolina Salles**
Preparação: **Clarissa Melo**
Revisão: **Camila Berto Tescarollo**
Projeto gráfico de capa e miolo: **Maquinaria Studio**
Fotos de capa e miolo (estúdio): **Rodrigo Takeshi**



CIP-BRASIL. CATALOGAÇÃO NA PUBLICAÇÃO
SINDICATO NACIONAL DOS EDITORES DE LIVROS, RJ

A545m Amorim, Ramon
Maquiagem teen / Ramon Amorim. - 1. ed. - Rio de Janeiro : Harper Collins, 2018.
128 p. : il.

ISBN 9788595083752

1. Maquiagem (Técnica). 2. Cosméticos. 3. Beleza física (Estética). 3. Cuidados com a beleza I. Título.

18-52889 CDD: 646.726
CDU: 646.75

Leandra Felix da Cruz - Bibliotecária - CRB-7/6135

HarperCollins Brasil é uma marca licenciada à Casa dos Livros Editora LTDA.

Rua da Quitanda, 86, sala 218 — Centro
Rio de Janeiro, RJ — CEP 20091-005
Tel.: (21) 3175-1030
**www.harpercollins.com.br**

# MAQUIAGEM TEEN

Ramon Amorim

HarperCollins

# Sumário

6 PARTE 1 APRESENTAÇÃO

12 PARTE 2 MINHA MELHOR MAQUIAGEM

30 PARTE 3 KIT BÁSICO DE MAKE

38 PARTE 4 PREPARAÇÃO DA PELE (E OUTRAS DICAS INCRÍVEIS)

48 PARTE 5 PASSO A PASSO

- 50 LÍVIA INHUDES
- 58 HESLAINE VIEIRA
- 68 MAISA SILVA
- 78 ISABELLA MOREIRA
- 88 MHARESSA
- 98 LARISSA MANOELA
- 110 BÔNUS

126 AGRADECIMENTOS

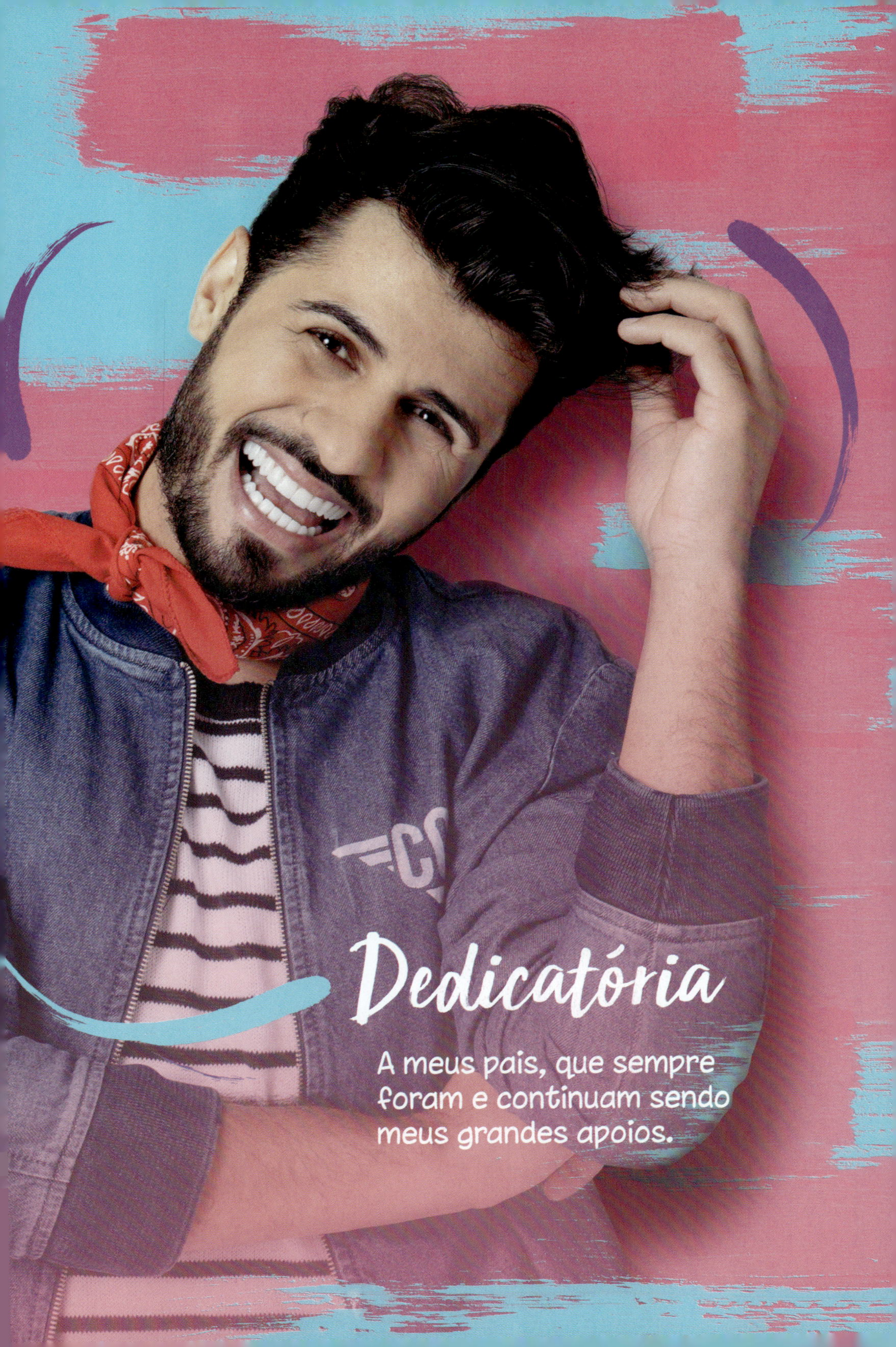

# Dedicatória

A meus pais, que sempre foram e continuam sendo meus grandes apoios.

PARTE 1

# Oiê!

# SOU O RAMON

## E ADOREI ENCONTRAR VOCÊ POR AQUI

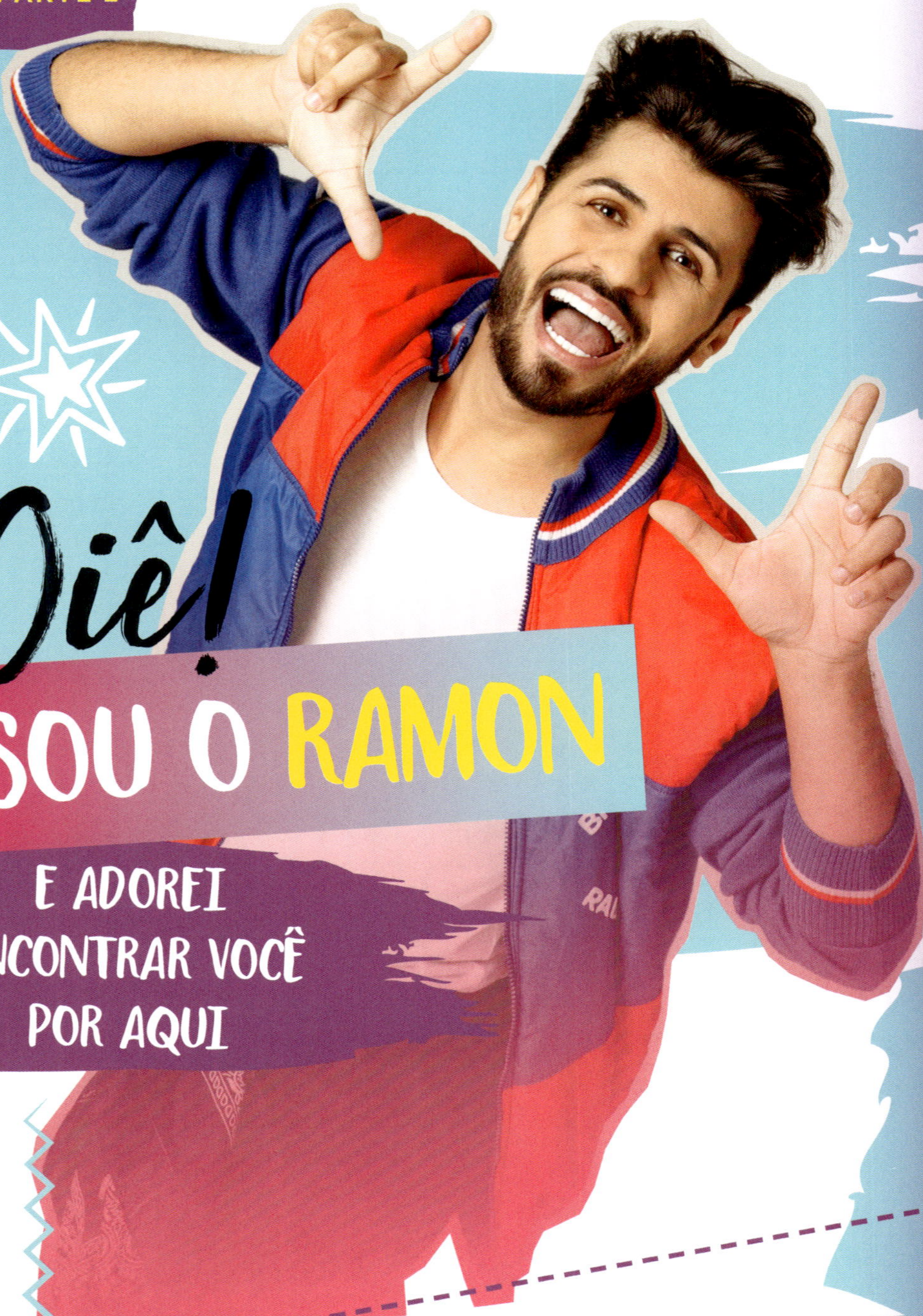

**Para começar, vou contar um pouco da minha história para você me conhecer melhor. Eu cresci em uma cidade pequena chamada Andorinha, no interior da Bahia.** Desde criança, sempre fui apaixonado por todos os tipos de arte. Na escola, por sinal, essa era minha matéria preferida. Falando em arte, minha mãe, Ana Rosa, é costureira, e eu pegava escondido os tecidos das clientes para fazer desfile nas ruas do bairro. Eu criava toda a produção: passarela, cabelo, maquiagem e até a roupa das meninas que iam desfilar, minhas amigas da escola. Além dos tecidos da minha mãe, eu pegava os produtos de maquiagem da minha irmã, Regiane, sem ela ver. Claro que acabei, sem querer, destruindo alguns também **(rs)**... Apesar das pequenas broncas que eu levava, minha família me apoiou muito, mas muito mesmo. Para você ter ideia, meu pai, Reginaldo, nunca proibiu que eu brincasse só com meninas, fizesse maquiagem ou penteados. Pelo contrário: ele me incentivou a ir atrás do que me fazia bem. Isso foi (e é até hoje) superimportante pra que eu me sinta à vontade sendo exatamente quem eu sou.

## Para tudo!

**SIGNO:** aquário

**MEU ESTILO:** camaleão! Um dia me visto mais jovem, em outros posso até usar terno e gravata

**COMIDA PREFERIDA:** arroz, feijão, fritas e bife

**PESSOAS QUE MAIS ADMIRO:** meus pais, Ana Rosa e Reginaldo

**LUGAR PREFERIDO:** minha casa

**SEGREDO DO MEU SUCESSO:** ser curioso e fazer tudo com amor, como se fosse a primeira vez

**O QUE GOSTO DE FAZER QUANDO TENHO TEMPO LIVRE:** ficar em casa curtindo minhas coisinhas. Ai, gente, não sou muito baladeiro, não!

## CABELO NA PANELA?!

Meus desfiles deram tão certo que eu acabei começando meu primeiro salão, na sala de casa mesmo, improvisado. As mulheres da cidade me chamavam no portão e eu cortava cabelo, fazia penteados e maquiagem, inclusive de noivas. Tinha dias que eu trabalhava tanto que, depois, a gente encontrava cabelo por todos os cantos — **até dentro de panela já achamos (rs)!** Até que conheci o Milton Moura. Ele é cabeleireiro lá de Andorinha, mas tem salões em São Paulo e me convidou para trabalhar com ele. Foi um susto, né, porque eu era muito novo e nunca havia pensado em sair da Bahia. Conversei com os meus pais, e eles, novamente, me deram apoio total. Era tudo o que eu precisava para enfrentar o medo e ir. Cheguei à cidade grande levando na mala apenas coragem e maquiagem. Não conhecia quase ninguém, e era tudo um pouco assustador. Mas, devagarzinho, fui me acostumando. Aluguei um cantinho pra mim, comecei a trabalhar e fazer cursos. Sempre fui megacurioso! Aprendi sobre iluminação, produção de moda e mais um monte de coisas que pudessem me ajudar na profissão. Fui indo assim até que, por meio da Néiah, que tinha sido recepcionista no salão do Moura e virou uma grande amiga, consegui uma oportunidade para trabalhar em televisão. Depois, me indicaram para fazer a make das fotos de um catálogo de moda com as *teens* mais famosas na época. Foi aí que tudo começou a acontecer.

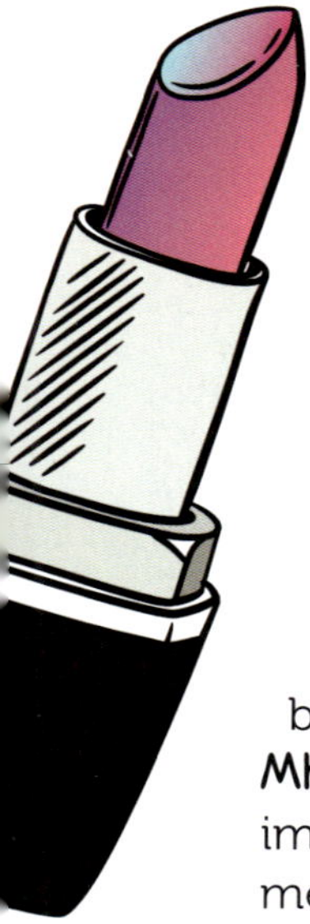

## É TRABALHO OU DIVERSÃO?

Daí eu passei a fazer todo tipo de campanha para os jovens, **tipo você!** As meninas (e também as mães delas!) **a-ma-vam** as produções e me indicavam para outros trabalhos. Nessa caminhada, fui conhecendo cada uma: **Lívia, Mharessa, Maisa, Bella, Heslaine, Lari...** Tenho um carinho imenso por todas elas. Quando estamos juntos, o divertimento e a bagunça são garantidíssimos. Fui responsável pela beleza delas para muitos trabalhos e, de algumas, também estive presente em momentos megaespeciais, como suas festas de 15 anos!

Já com a Lari foi diferente... Ela me adotou como fiel escudeiro, como diz a Silvana, mãe dela. Até me deu um apelido carinhoso: **Amorinho**, uma junção muito fofa de amor com o meu sobrenome, Amorim. **:)** Virei um grande amigo, irmão, confidente, sabe? A gente tem uma parceria incrível. Ela puxa a minha orelha, e eu, a dela — claro que eu puxo mais a dela, **kkkkkk**. Nossa amizade me tornou ainda mais conhecido entre *teens*. E eu adoro, porque posso abusar da criatividade! Invento produções com cabelos coloridos, penteados diferentes e makes incríveis que chamam atenção e arrasam nas redes sociais. Mas sabe por que deu tão certo? Porque eu amo muito o que faço, **me divirto MUITO** — tanto que até esqueço que é trabalho. Eu tenho trinta anos, mas, quando estou com as meninas, me jogo e curto tudo como se fosse bem mais novo **(rs)!**

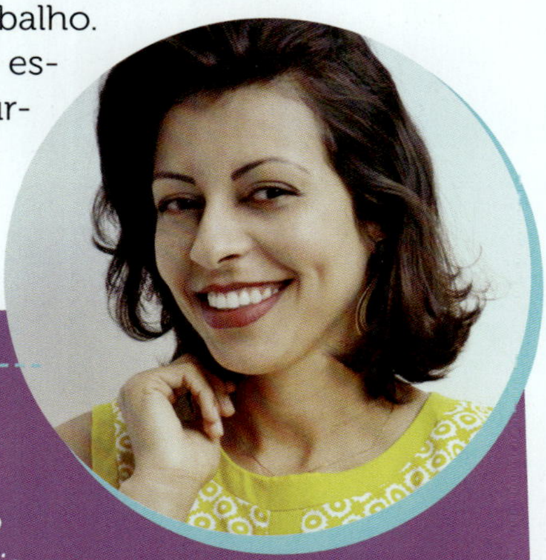

*"Eu ganhei uma boneca linda, com cachos e franja. Um belo dia, o Ramon resolveu 'tratar' o cabelo dela. Lavou, alisou e cortou a franja. Fiquei muito, mas MUITO brava! Aos quinze anos, ele já trabalhava muito. Eu e minha mãe íamos levar vitamina e sanduíche para ele não ficar sem comer. Se deixasse, ele esquecia! Sempre foi assim. Gosta de dar o melhor em tudo que faz, sabe o que quer e não se deslumbra com o sucesso. Tenho muito orgulho do meu irmão."*

**REGIANE, MINHA IRMÃ QUERIDA**

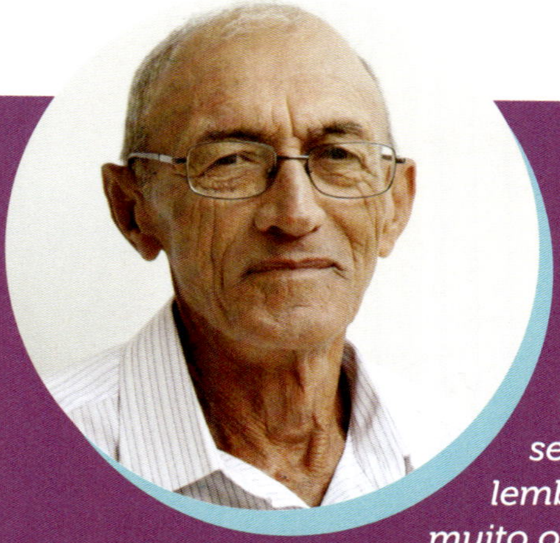

"Desde pequeno, o Ramon sempre demonstrou talento para ser cabeleireiro, e eu sempre incentivei. Mas, para falar a verdade, quando ele resolveu ir para São Paulo, levei um pequeno susto, porque a gente sempre foi muito apegado. Hoje eu lembro de tudo que aconteceu e sinto muito orgulho dele, agradeço a Deus por tudo. Espero que ele tenha ainda mais sucesso e saiba que estou sempre aqui para ajudar no que for preciso."

**REGINALDO, MEU PAI. TENHO TANTO ORGULHO DELE TAMBÉM!**

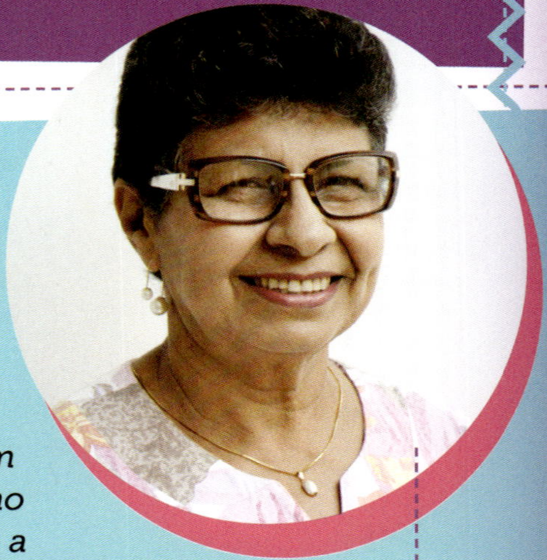

"Eu trabalhava fora e, quando chegava em casa, encontrava cabelo por toda a casa... Eu reclamava muito! Mas fui vendo que era algo que ele fazia por amor, sem ninguém ter ensinado, e não tem como ficar brava com isso. Admiro a inteligência dele e sinto muita saudade. Às vezes olho as coisas dele que ainda estão aqui e fico lembrando do menino tranquilo e sossegado que ele sempre foi..."

**ANA ROSA, MINHA MÃE, DE QUEM MORRO DE SAUDADES TODOS OS DIAS**

"Quando conheci o Ramon, vi nele uma potência fora de série. É um cara carinhoso, que abre um sorriso e você já gosta dele, faz amizade fácil. Era um pouco tímido no começo e ficava trabalhando até de madrugada, pois sempre deu o seu melhor. É um menino humilde que ainda vai longe, porque é muito bom no que faz e querido por todos."

**MILTON MOURA, QUE ACREDITOU EM MIM E ME LEVOU PARA SÃO PAULO**

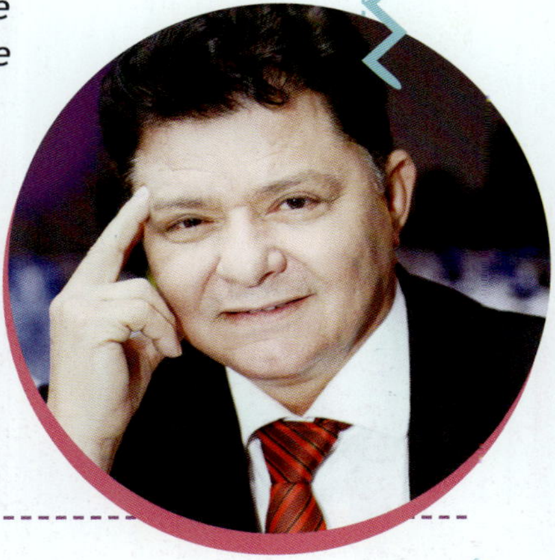

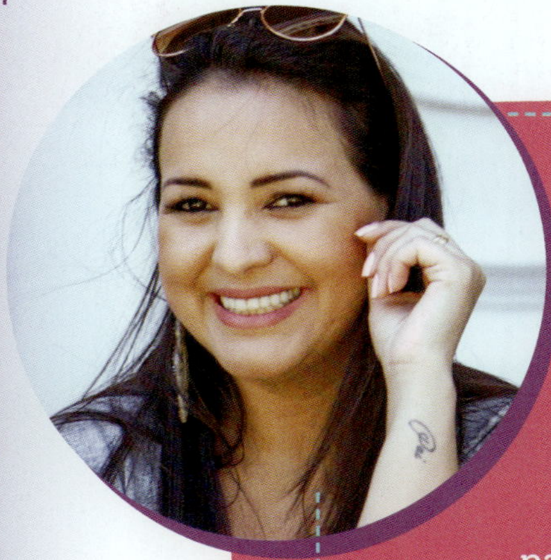

"Desde o primeiro dia que vi o Ramon com o secador na mão, de roupa branca, escovando um cabelo superdifícil que ficou perfeito, percebi que ele era diferente, talentoso. Quando ele arrumava noiva, o salão parava! Mas tudo o que conseguiu foi com muita garra. O Ramon nunca se acomoda nos trabalhos, é prestativo, ajuda todo mundo. Nunca vou esquecer a primeira make que ele fez na Larissa: era um delineado de gatinho que ficou lindo demais!"

**NÉIAH LIMA, QUE FOI RECEPCIONISTA NO SALÃO DO MOURA E VIROU UMA GRANDE AMIGA**

PARTE 2

# MINHA MELHOR MAQUIAGEM

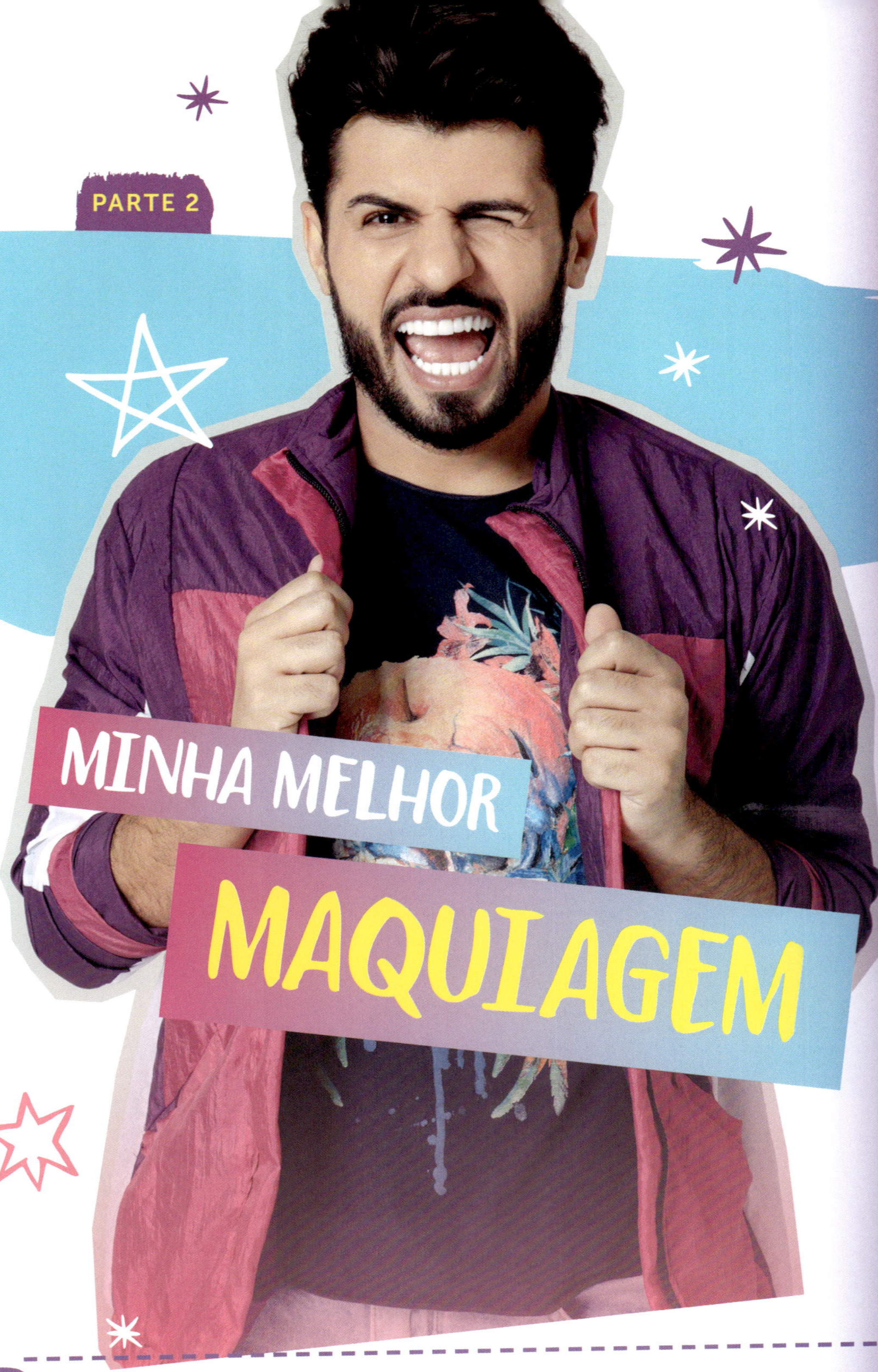

**Agora que você me conhece e já temos intimidade, nas próximas páginas vou dividir com você um montão de coisas bacanas, como o jeito certo de usar base e corretivo, cuidar da sobrancelha e, claro, copiar a make incrível de meninas que são sua inspiração, entre tantas outras informações e dicas.** Mas antes disso, tem uma coisa que eu gostaria de te falar: para melhorar sua habilidade de se maquiar, é preciso exercitar o autoconhecimento.

**"Como assim, Ramon?"** Eu explico: o primeiro passo é olhar para si mesma, de frente para o espelho, para se conhecer melhor. Descobrir quais são suas características mais marcantes e únicas, aquelas que fazem você ser... **Você!** E, então, usar isso a seu favor na hora de montar o seu visual.

Isso tem a ver com os formatos de olho, de rosto, de lábio. Mas não só. Enquanto você faz essa análise, que tal olhar pra dentro também? Estou falando sobre descobrir sua personalidade, do que você realmente gosta, o que faz seus olhos brilharem de verdade. Porque isso também vai se refletir nas suas escolhas de estilo. E, quanto mais espaço houver para você expressar sua autenticidade, mais você será a sua melhor versão. **:)**

## QUAL É O FORMATO DO SEU ROSTO?

Antes de fazer qualquer make, eu sempre presto atenção no formato de rosto em que estou trabalhando. É que isso pode me ajudar a definir coisas importantes, como o tipo de contorno, a iluminação e o blush que mais valorizam os pontos fortes de cada menina. Posso criar sombra num rosto redondo, por exemplo, ou acentuar o maxilar do rosto retangular.

Para descobrir qual é o seu, prenda o cabelo todo para trás. Se tiver franja, use uma faixinha para mantê-la escondida. Você deve conseguir visualizar toda a face. Fique de frente para um espelho bem iluminado e comece a análise. Preste atenção à altura e à largura da testa e do maxilar, assim como à diferença entre a altura e o comprimento do rosto como um todo. Também repare se os ângulos do seu rosto, no geral, são arredondados ou quadrados.

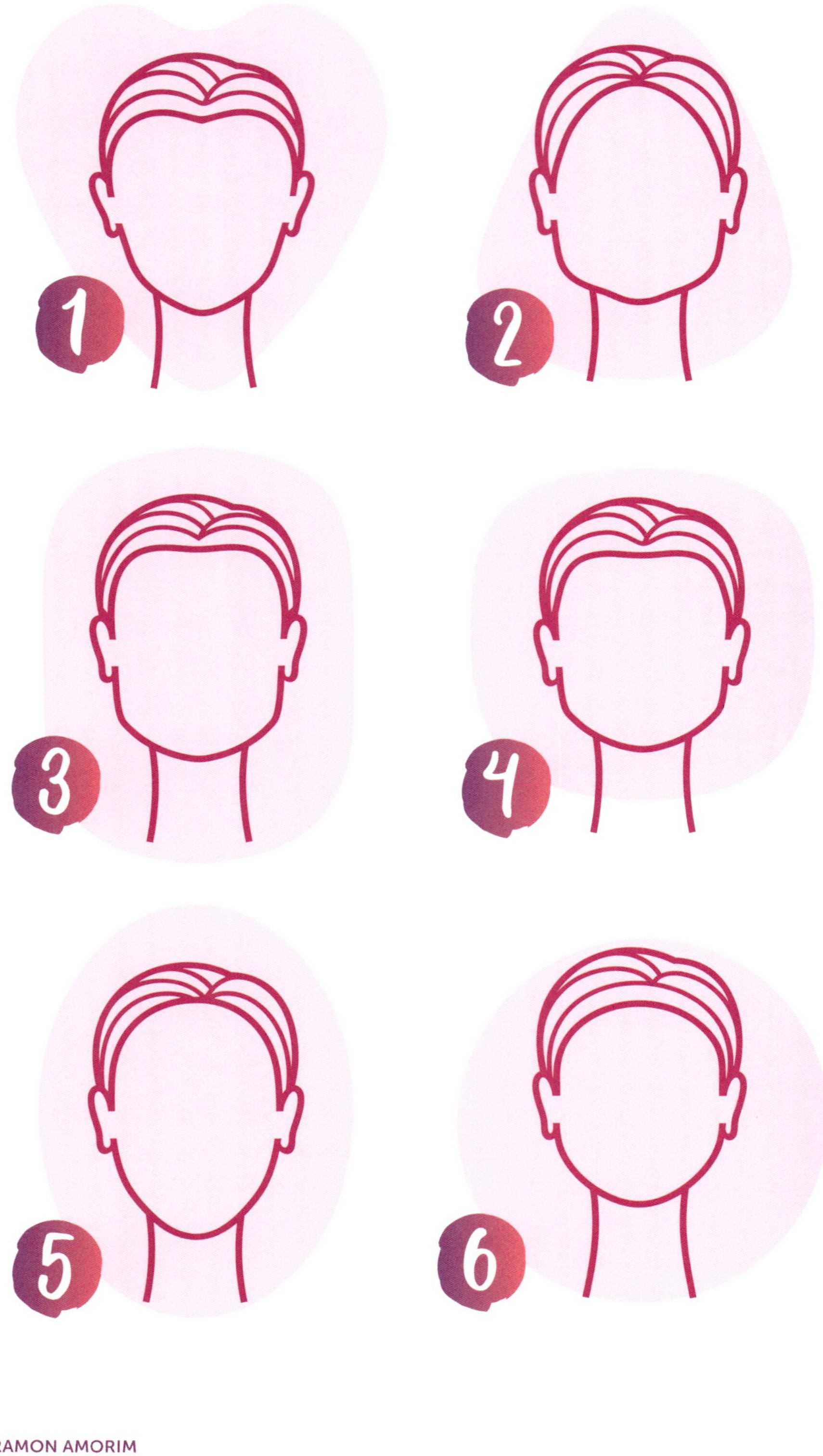
1
2
3
4
5
6

Abaixo, eu explico como são os formatos de rosto mais comuns.

### 1. CORAÇÃO
A testa é mais larga do que o maxilar. O queixo é pontudinho, e a linha do cabelo, no centro da testa, muitas vezes forma um V.

### 2. TRIÂNGULO
A testa é mais estreita do que o maxilar, que tem ângulos retos.

### 3. RETANGULAR
A largura da testa é praticamente a mesma do maxilar, que é bastante anguloso. Já as bochechas são alongadas, ou seja, a altura do rosto é maior do que a sua largura.

### 4. QUADRADO
A testa e o maxilar têm as mesmas dimensões, com linhas retas. Porém, diferentemente do rosto retangular, a altura do rosto tem a mesma medida que sua largura.

### 5. OVAL
É longo e tem o maxilar arredondado, sem ângulos marcados, assim como a linha do cabelo.

### 6. REDONDO
A altura e o comprimento do rosto possuem aproximadamente as mesmas medidas, com ângulos curvos.

## IDENTIFIQUE SUA PELE

*Girls*, não adianta fazer uma make incrível se a sua pele não estiver bem tratada. Eu bati um papo com a dermatologista Érica Monteiro, de São Paulo, e ela contou quais os tipos de pele mais comuns nas meninas de dez a quinze anos. Dá só uma olhada.

### SECA
Nas meninas mais novas, que ainda não menstruaram, a pele costuma ser sequinha, fina e sensível.

### Cuidados

**1** Limpeza uma vez por dia **(pode ser durante o banho).** Lave o rosto com um sabonete facial bem levinho e hidratante. Pode ser líquido ou em barra, mas lembre-se de que os primeiros são mais suaves. A escolha deve ser de acordo com a sensibilidade da sua pele.

**2** Hidratação uma ou duas vezes por dia. Depois do banho e antes de dormir são os melhores momentos. Escolha hidratantes de textura levinha, hipoalergênicos **(têm menos chance de causar alergias),** não comedogênicos **(não obstruem os poros)** e sem cheiro. Dica: essas informações devem estar escritas no rótulo.

**3** Proteção solar duas ou três vezes por dia. Aplique filtro em loção depois do hidratante e antes da maquiagem. Lembre-se de reaplicar pelo menos uma vez, para manter o efeito do produto.

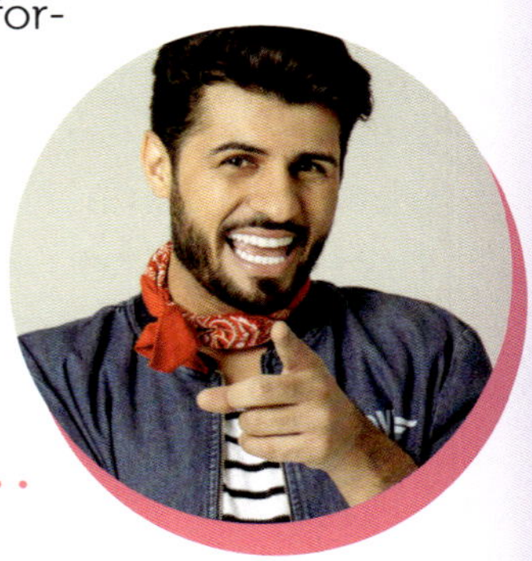

## MISTA

As alterações hormonais da adolescência trazem muitas mudanças. Uma delas é que a pele passa a produzir mais óleo, especialmente na zona T **(testa, nariz e queixo).** Por isso, é comum aparecerem cravinhos e espinhas. Além disso, a pele fica um pouco mais grossa e resistente.

### Cuidados

**1** Limpeza uma vez por dia. Você pode usar sabonetes específicos para pele mista, desde que formulados para adolescentes. Os feitos para adultos podem ser muito agressivos e causar o chamado efeito rebote: ressecar tanto que a pele, para se proteger, produz ainda mais óleo. **E isso ninguém quer, né?**

**2** Hidratação uma ou duas vezes por dia. É isso mesmo, **até a pele mista precisa ser hidratada!** Mas, nesse caso, a dica é usar produtos *oil-free*, isto é, livres de óleo. Depois do banho e antes de dormir também são os melhores momentos.

**3** Proteção solar duas a três vezes por dia. Uma boa ideia é usar base que vem com filtro. Ela protege e já dá cobertura. :) Mas é importante reaplicar ao longo do dia, especialmente se você passar muito tempo ao ar livre.

### VALE PARA TODAS!

Outra coisa bem importante que a médica ressaltou foi o cuidado com a alimentação. Quando a gente come muitos alimentos prontos, cheios de óleo ou açúcar, nossa pele sofre! Podem surgir espinhas, cravos, oleosidade em excesso... Por isso, não custa nada ficar de olho no prato e incluir muitas frutas, legumes e verduras no dia a dia. E sempre tomar bastante água **(não vale trocar pelo refri)!**

## QUAIS CORES DE MAQUIAGEM MAIS COMBINAM COM VOCÊ?

Hoje há tantas opções que é supernormal ficar em dúvida sobre o que comprar. O teste abaixo foi pensado para ajudar você a descobrir quais têm mais a ver com sua personalidade e seu jeitinho. Mas não custa lembrar: ele é só um ponto de partida para que você se conheça cada vez mais e **faça escolhas com base naquilo que te faz sentir bem, ok?**

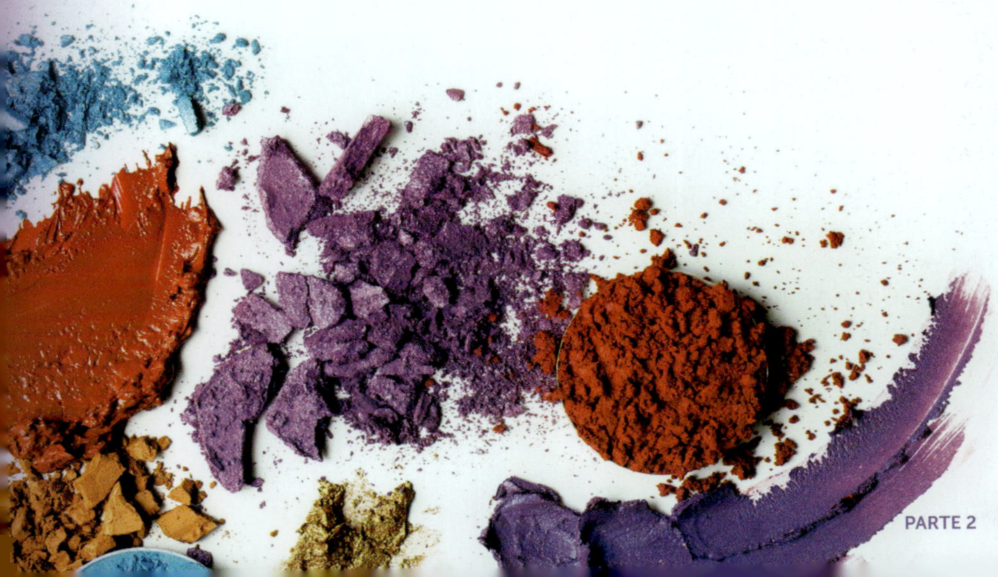

### 1. SE FOSSE UMA CANTORA, VOCÊ SERIA:

**a.** Mallu Magalhães
**b.** Anitta
**c.** Camila Cabello
**d.** Dua Lipa

### 2. SEU UNIFORME DE BALADA É:

**a.** Coturno
**b.** Minissaia
**c.** Vestido de renda
**d.** Qualquer roupa legal, mas confortável

### 3. QUANDO VOCÊ VÊ O CRUSH...

**a.** Dou um jeito de conversar com ele
**b.** Fico na minha, para não dar na cara
**c.** Fico olhando e espero ele vir falar comigo
**d.** Sorrio e cumprimento de longe

### 4. NA ESCOLA, EU SEMPRE SENTO:

**a.** Na primeira fileira
**b.** Em qualquer lugar que esteja mais calmo para estudar
**c.** Perto das minhas BFFs
**d.** No fundo

### 5. NA HORA DE TIRAR UMA FOTO COM A GALERA...

**a.** Sempre tomo a iniciativa e gosto de sair bem na frente, fazendo pose
**b.** Prefiro ficar mais atrás, sorrindo
**c.** Não curto muito, mas vou!
**d.** Gosto de ficar mais séria ou fazer cara de má

### 6. QUANDO NÃO ESTÁ NA ESCOLA, VOCÊ...

**a.** Ouve música, o tempo todo, onde for!
**b.** Gosta de ler, cuidar do seu animalzinho de estimação, ver TV ou conversar no telefone com a *best*
**c.** Vai na casa das amigas, ao shopping ou a qualquer outro lugar agitado. Ficar em casa o dia todo não rola!
**d.** Depende do *mood* do dia — às vezes está mais para sair, outras, prefere ficar em casa

### 7. QUAL LOCAL VOCÊ SONHA EM CONHECER – OU JÁ CONHECEU E AMOU?

**a.** Disney
**b.** Nova York
**c.** Londres
**d.** Paris

### 8. A FESTA DE 15 ANOS DOS SONHOS É AQUELA EM QUE...

**a.** Vão todas as suas BFFs
**b.** Só toca rock'n'roll
**c.** Todo mundo dança e se diverte até o dia seguinte
**d.** Você dança uma valsa com seu crush e ele te pede em namoro

| RESPOSTA | PERGUNTA | | | | | | | |
|---|---|---|---|---|---|---|---|---|
| | 1 | 2 | 3 | 4 | 5 | 6 | 7 | 8 |
| a | 2 | 4 | 1 | 2 | 1 | 4 | 1 | 3 |
| b | 1 | 1 | 3 | 3 | 2 | 2 | 3 | 4 |
| c | 3 | 2 | 2 | 1 | 3 | 1 | 4 | 1 |
| d | 4 | 3 | 4 | 4 | 4 | 3 | 2 | 2 |

## RESULTADO

### Até 10 pontos

**Tons vibrantes**

Você é intensa, apaixonada pela vida e espalha sorrisos verdadeiros por onde passa. Não gosta de ver ninguém baixo-astral! Verde, azul, laranja e até amarelo são cores que não passam despercebidas e refletem toda a sua personalidade animada. **Arrasa!**

### De 11 a 16 pontos

**Tons rosados**

Você sonha em encontrar um amor para chamar de seu, suspira ao ver comédias românticas na TV e sempre mostra seu lado fofo para as amigas e a família. Todos os tons de rosa, do pink ao bebê, combinam com esse seu jeitinho meigo, delicado e encantador de ser.

### De 17 a 24 pontos

**Tons neutros**

Você sabe o que quer, mas não tenta impor sua vontade para ninguém. Afinal, cada um tem o direito de ser feliz como bem entender, sem prejudicar ninguém, não é? Os tons neutros, como os marrons, dourados, beges e nudes, combinam com tudo e são perfeitos para destacar sua personalidade equilibrada e do bem.

### De 25 a 32 pontos

**Tons dark**

Seu guarda-roupa tem muita roupa preta, jeans rasgados e sapatos pesados. É, você gosta de chocar um pouquinho, especialmente no visual! Música é algo constante na sua vida — quando está entediada, é só colocar os fones que tudo fica mais interessante. Tons escuros, como preto, cinza e chumbo, são ótimos para realçar sua originalidade.

## SOBRANCELHA ILUMINADA

Como eu já falei aqui no livro, quando se trata de sobrancelha, eu sou a favor de manter o traçado natural, sem exagerar na depilação. Mas, na hora da make, é legal conhecer alguns truques para realçar essa parte do rosto. Como ela é a moldura do olhar, um toque sutil de iluminador nos pontos certos faz toda a diferença. Aqui, eu mostro onde você pode iluminar, de acordo com cada formato — é importante lembrar que o jeito certo de fazer é depois da pele pronta.

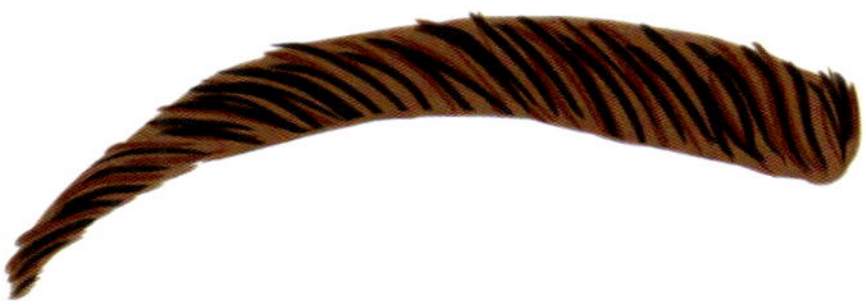

### CURVADA

Eu gosto de iluminar a partir da curvinha até o final da sobrancelha. Isso levanta e abre bem o olhar.

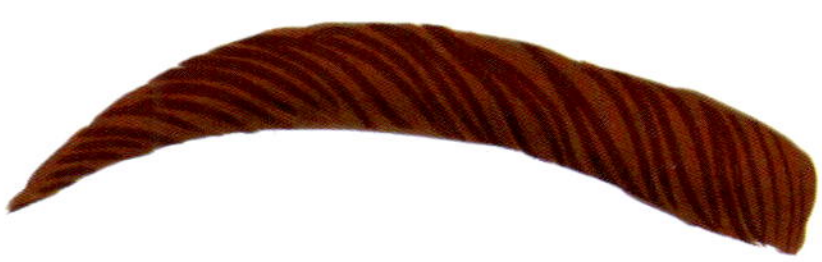

### ARREDONDADA

Costumo iluminar este tipo de sobrancelha, sutilmente, em todo o seu comprimento, a partir do canto interno, suavizando até chegar à ponta externa.

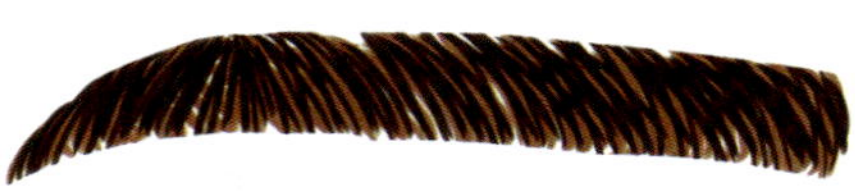

### RETA

Aqui, também, a dica é passar o iluminador em toda a extensão da raiz, na parte de baixo.

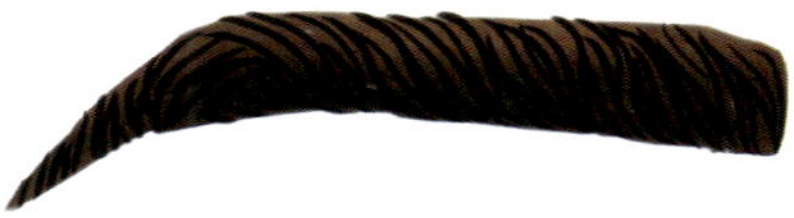

### RETA COM A PONTA CURVADA

Aqui, a ideia é iluminar com mais intensidade o canto interno, esfumando em direção ao canto externo.

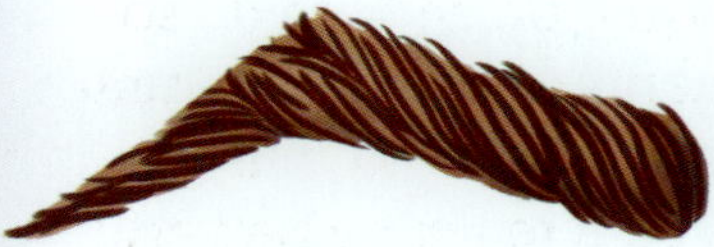

### ANGULOSA

Esta sobrancelha, sozinha, já é bem marcante. Por isso, tem que tomar cuidado na hora de iluminar, para não deixar um efeito exagerado. O ideal é aplicar o iluminador com mais intensidade no canto interno da sobrancelha e esfumar bem, para não deixar concentrar na região do arco.

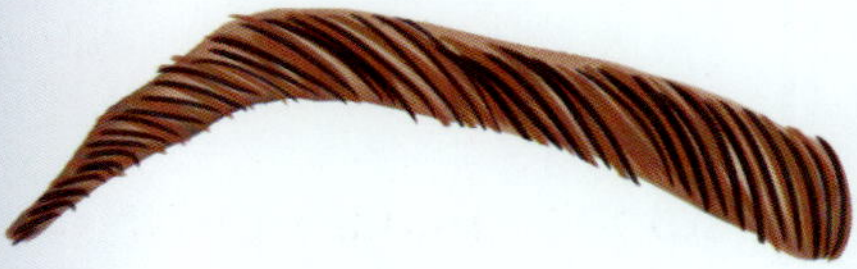

### ARQUEADA

Passe o iluminador na raiz inteira dos fios, mas em pouca quantidade e esfumando bem, tomando o cuidado de não acumular no arco.

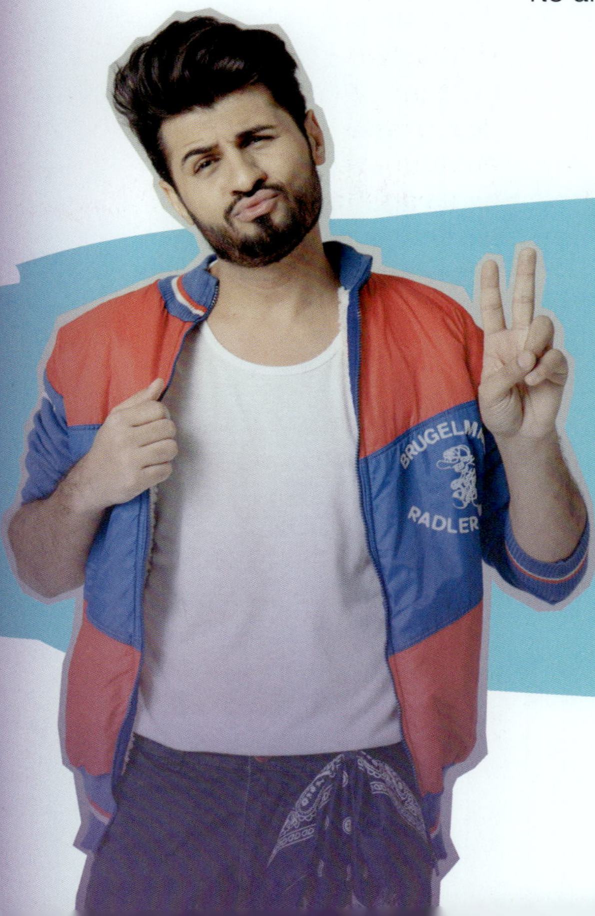

## Dica!

**Não custa lembrar que o iluminador deve ser sempre beeeeeem sutil, só mesmo para dar um toque a mais, e não ficar superevidente. Se preferir, pode usar a pontinha do dedo para aplicar. Ela é ótima para dar o toque delicado.**

## OLHO DO SEU JEITO

Intensidade, delicadeza, desejos, sentimentos... **Quanta coisa podemos transmitir com o olhar!** Não é à toa que dizem que ele reflete os sentimentos que estão dentro da gente. É por isso que é bacana saber qual o formato do seu olho — e fazer uma make que vá valorizá-lo ao máximo. **Veja como!**

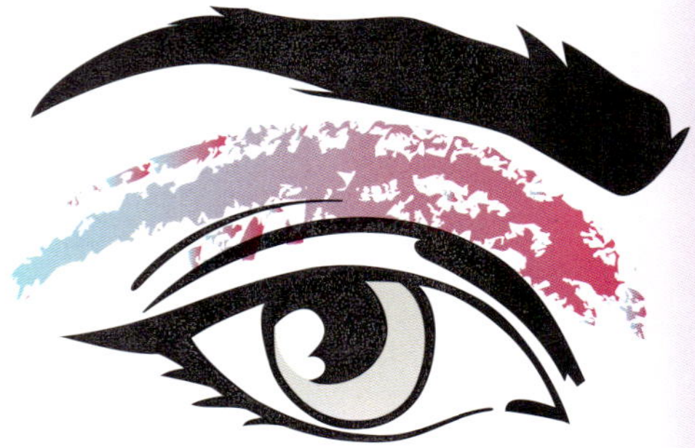

### PEQUENOS

Como você já viu em outras partes do livro, meu truque curinga para abrir muito o olhar é passar lápis branco na linha d'água. **As meninas que eu maquio simplesmente amam!** Outra dica: se for usar lápis preto ou sombras escuras, evite passar na linha d'água — aplique por fora, na pálpebra inferior, sempre esfumando bem.

### GRANDES

O ideal é marcar o côncavo com sombras mais escuras, que dão profundidade ao olhar, sem aumentá-lo. Além disso, abuse dos esfumados — uma ideia é usar apenas um tom de sombra, de preferência escura, em toda a pálpebra móvel. Mas, se você quer usar uma sombra clara, não tem problema: é só não "subir" muito, isto é, mantê-la mais rente aos cílios.

### ARREDONDADOS

Se quiser um formato mais puxadinho, é fácil: um delineado estilo gatinho dá conta do recado! Sombra esfumada na parte de baixo, ultrapassando um pouco a linha da pálpebra, também tem o mesmo efeito.

### AMENDOADOS

Abuse dos esfumados, na pálpebra superior, para realçar o formato dos seus olhos.

### ORIENTAIS

Normalmente, este tipo de olho não tem o côncavo marcado. Por isso, o ponto-chave aqui é criar essa marcação, usando sombras escuras, como o marrom, e pincel de esfumar. Os delineados tipo gatinho também valorizam o formato.

### CAÍDOS

Aquela pontinha para baixo pode passar despercebida com um esfumado poderoso, feito com o pincel em movimentos para cima, em direção à sobrancelha **(mas sem encostar lá, ok?)**. O delineado tipo gatinho também é uma boa opção, desde que a pontinha do traço também seja um pouquinho para cima.

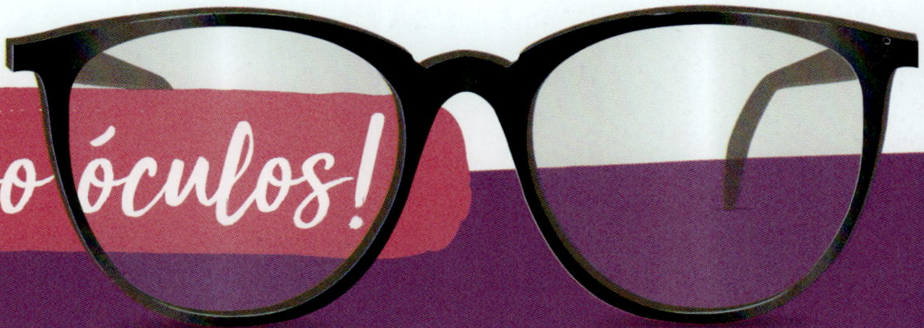

## Eu uso óculos!

Alguém já disse para você que, por isso, não dá pra usar make? Não é verdade. :) O acessório é bem charmoso e pode ser um aliado para realçar a beleza dos seus olhos. Eu conto as melhores dicas a seguir!

### ESFUME A PÁLPEBRA INFERIOR

Depois de fazer a maquiagem da pálpebra superior, dê o toque final com um traço fino e esfumado de sombra bem rentinho aos cílios inferiores. Para isso, você pode usar a mesma sombra da pálpebra superior ou alguma outra neutra — nude ou marrom, por exemplo.

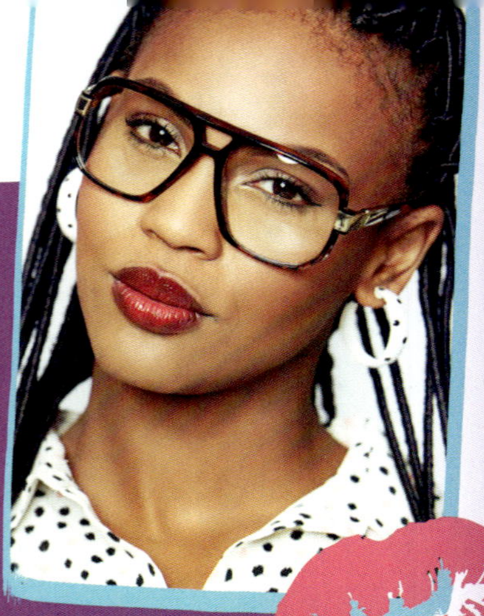

### ILUMINE O CANTINHO DO OLHO

Use um pincel redondo e pequeno (ou do tipo esponjinha) para fazer um ponto de luz no canto lacrimal. Quem gosta de uma make mais *glow* pode até usar o truque de umedecer o pincel antes de passar a sombra, para dar intensidade.

### CONTORNE COM LÁPIS BRANCO

Eu adoro lápis branco (já deu para perceber, né?). E, para quem usa óculos, ele é um superaliado. É só aplicar no contorno da linha d'água.

### TESTE

Para fazer a make, você tira os óculos, claro. Mas, antes de avançar para o próximo passo, vá colocando o acessório para checar se tudo está do jeito que você quer. Pode ser que seja necessário acrescentar mais sombra, acentuar o côncavo, esfumar mais etc. Faça esse processo a cada passo antes de finalizar a produção.

### MANEIRE NA PELE

Sabe aquele ponto onde os óculos encostam no nariz? Se você carregar essa área com muita maquiagem, corre o risco de craquelar ou mesmo derreter. Então, aplique o mínimo possível, quase nada, de base e pó na região.

### ARMAÇÃO X SOMBRA

Se seus óculos forem de uma cor neutra, como preto ou marrom, pode abusar dos tons para colorir os olhos. Já se for mais colorido, minha dica é que você tome mais cuidado na escolha da sombra. Eu amo looks bem coloridos, mas, para alguma ocasião mais formal, pode ser melhor optar pelos tons neutros.

## BEIJO NO OMBRO

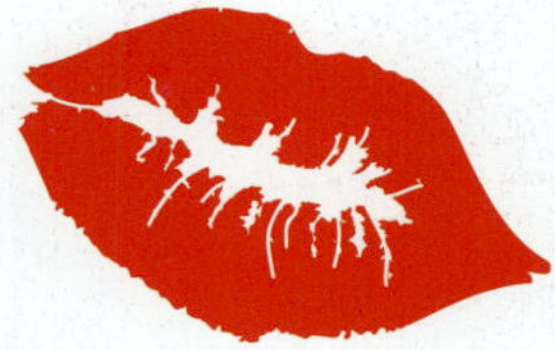

Antes de começar qualquer produção, a gente tem que pensar em cada parte do rosto com carinho. Com a boca não seria diferente. **Afinal, toda maquiagem termina com pelo menos um gloss, né?** Por isso, abaixo, eu separei algumas dicas simples de fazer, mas bem bacanas, para valorizar ao máximo os seus lábios.

### FINOS

- Se quiser aumentá-los um pouquinho, passe o lápis de contorno do lado de fora dos lábios, bem rente à margem. Lembrando que esse truque também funciona para quem tem uma diferença grande entre o lábio de cima e o de baixo. Nesse caso, você faz o contorno só em um deles.
- Gloss ou batom com cintilância também dá a impressão de lábios mais cheios.
- Batons muito escuros tendem a diminuir ainda mais a boca. Eles são uma ótima opção de estilo, mas se seu objetivo for dar a impressão de lábios mais cheinhos, melhor evitar!
- A dica de contornar o arco do cupido com iluminador, que você verá no passo a passo, também é ótima para lábios finos, pois dá um megadestaque para essa parte do rosto.

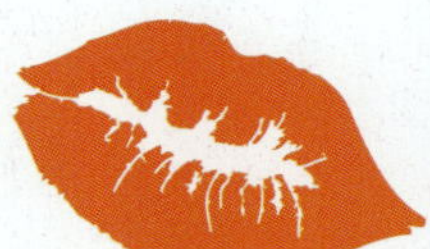

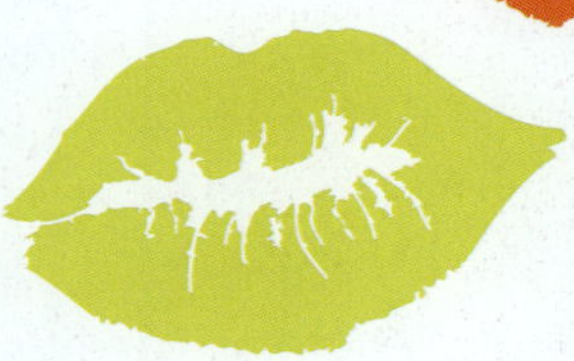

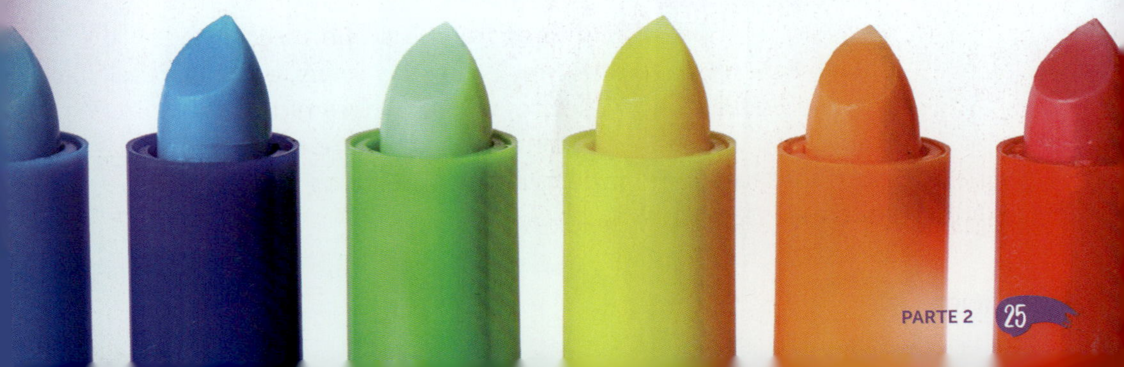

### GROSSOS

- ★ Se a ideia for fazer com que pareçam mais finos, passe o lápis de contorno do lado de dentro dos lábios, bem rente à margem.
- ★ Os batons matte, ou opacos, são ótimos para quem não quer chamar a atenção para os lábios.
- ★ Cores mais escuras, como vinhos, marrons e até pretos, também dão esse efeito.

### LATERAIS PARA BAIXO

- ★ Antes de fazer o contorno, aplique um pouco de corretivo nas laterais, para "apagar" essa parte do lábio. Atenção: **é só nos cantinhos, hein?** Depois, com o lápis de contorno, redesenhe esses cantinhos para cima, como se estivesse levantando a boca. Preencha com batom.

## Cuide bem deles

A pele dos lábios é hiperfininha e sensível. Por isso, se não for bem tratada, vai desidratar e aí não há batom que fique bonito! Tenha sempre um hidratante para os lábios por perto (de preferência com fator de proteção solar) e aplique todas as vezes que estiverem ressecados. Uma vez a cada quinze dias, faça uma esfoliação leve, com uma pastinha formada por óleo de coco e pó de café. Aplique com delicadeza e retire com um papel macio. No entanto, se tiver pelinhas descamando, evite esfoliar. Nesse caso, aplique apenas o hidratante. E nunca, jamais, em hipótese alguma passe a língua sobre os lábios para hidratá-los. É que, embora a sensação seja de que realmente hidratou, logo, logo essa umidade evapora e deixa os lábios mais secos ainda.

## CABELO LINDO, DO SEU JEITO <3

Para arrasar não só na make mas também no penteado, ninguém precisa ficar indo direto no salão e nem investir em muitos acessórios. **Pode acreditar:** quanto mais natural estiver o seu cabelo, mais bonito ele será! Por isso, as dicas que eu dou aqui vão ajudar você a conseguir um efeito incrível, mas sempre respeitando a textura e a estrutura dos seus fios. Ah, e elas também valem para te ajudar a preparar o cabelo para os penteados sugeridos nas produções! **Pronta?**

★ Quem tem cabelo cacheado ou ondulado e gosta de deixar os cachos bem definidos pode comprar cremes de pentear grossos, concentrados. Eles seguram as ondas melhor do que os mais diluídos, ralinhos.

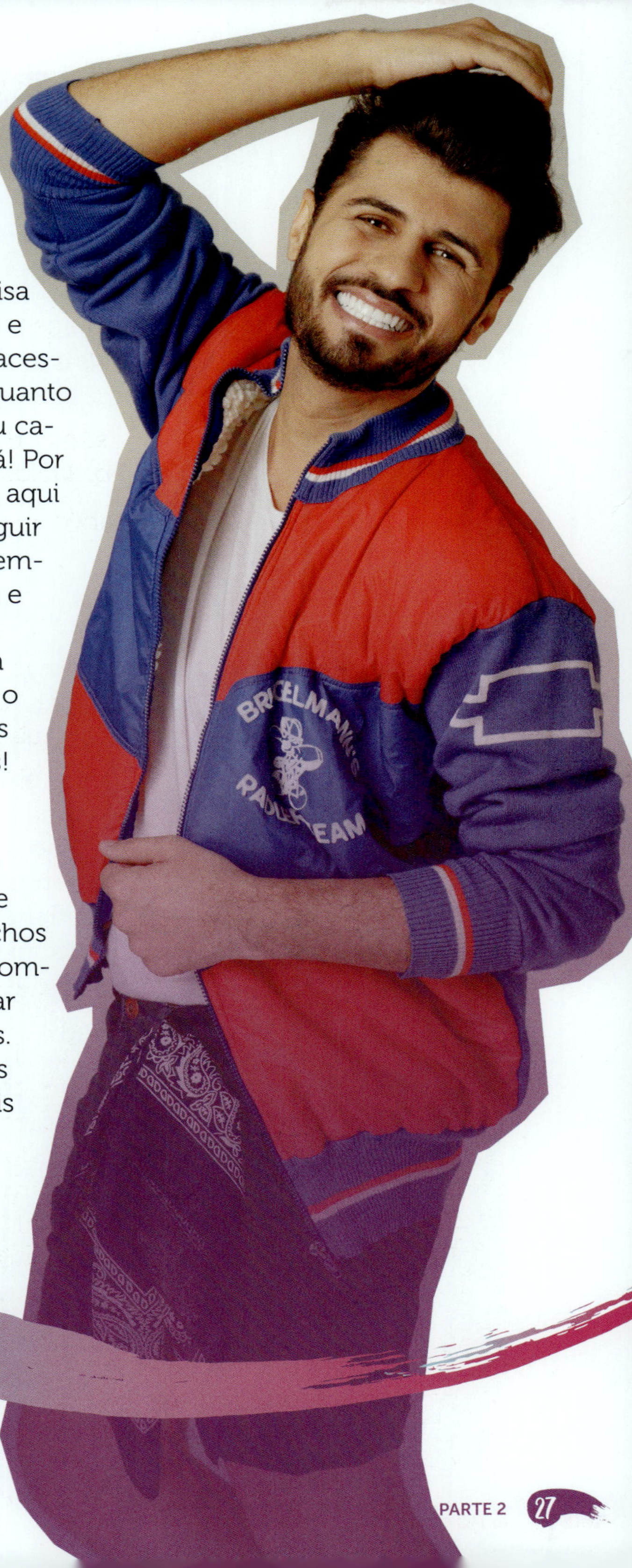

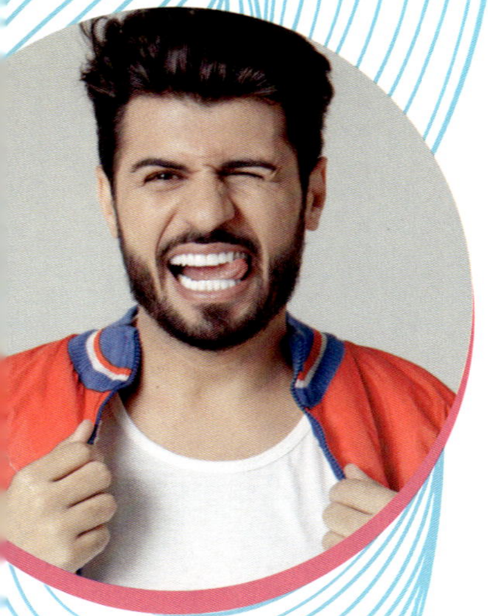

- Passe o creme de pentear mecha por mecha, espalhando bem, como se estivesse fazendo uma massagem nos fios. Depois, amasse de baixo para cima com uma toalha, segurando um pouco para formar o cacho. No lugar da toalha, você pode usar... Guardanapo de papel. **Isso mesmo!** Esse truque evita o frizz e dá um efeito incrível. Pode testar! Depois, jogue a cabeça para um lado e para o outro. Assim, os cachos ficarão bem desconectados.
- Sabe aqueles dias em que você acorda e os cachos estão sem definição ou bagunçados, tipo um cacho para um lado, um cacho para outro? Espalhe um pouquinho de creme de pentear na mão (a quantidade equivalente a uma moedinha de 50 centavos é suficiente), passe em todo o cabelo e depois faça uma trança bem larga e frouxa. Deixe por algum tempo. Isso vai ajudar a alinhar o ondulado. Quando desfizer a trança, solte os cachos balançando a cabeça.
- O que mais incomoda as meninas de cabelo liso é o frizz, mas eu vou ensinar um jeito de acabar com eles. Escove os fios normalmente. Depois, coloque duas gotinhas de reparador de pontas na mão e esfregue uma na outra, para aquecer o produto, por 10 a 15 segundos. Passe primeiro nas pontas e depois no comprimento (mas sempre evitando a raiz). A temperatura da mão, junto com o reparador, irá ajudar a abaixar os arrepiados. Depois,

com a mão completamente limpa, faça uma massagem desde a raiz até as pontas, como se estivesse desembaraçando os fios.

★ Seu cabelo é liso e você quer deixá-lo um pouco ondulado? Ou já é ondulado, mas você quer acentuar? Lave os fios e seque quase 100%, deixando ainda um pouco úmidos. Aplique um pouquinho de reparador de pontas no comprimento. Divida o cabelo ao meio, em duas mechas laterais. Torça cada uma e faça um coquinho. Prenda na altura da nuca, uma de cada lado, com elástico ou grampo. Pode deixar assim bastante tempo — aproveita para fazer lição de casa, arrumar o quarto, assistir a alguma série... Quanto mais tempo você deixar, mais ondulado vai ficar. Quando soltar, penteie com os dedos e jogue o cabelo para o lado que mais gosta. Fica um efeito supernatural. Se você estiver acostumada a usar o secador (ou a pedir ajuda de algum adulto para usar esse acessório), pode aquecer o coquinho para secar mais rápido. Também dá para brincar com o efeito final, fazendo mais de dois coquinhos, mudando a localização deles (por exemplo, mais pra cima ou no centro da cabeça)... **Depois, é só se jogar no cabelão cheio de movimento e volume!**

★ Para acompanhar uma make **bapho**, é melhor cabelo preso ou solto? **Miga**, a decisão é sua! A única regra é você se sentir bem e saber o que fica melhor em você. Para isso, tem que experimentar, brincar, se olhar no espelho e se achar linda, seja de trança, coque ou cabelo solto. **Combinado?**

★ Por fim, uma dica que vale para todo mundo: sempre seque o cabelo antes de dormir, não importa o nível de cansaço! Ir para a cama com cabelo molhado é uma má ideia, pois prejudica os fios e o couro cabeludo.

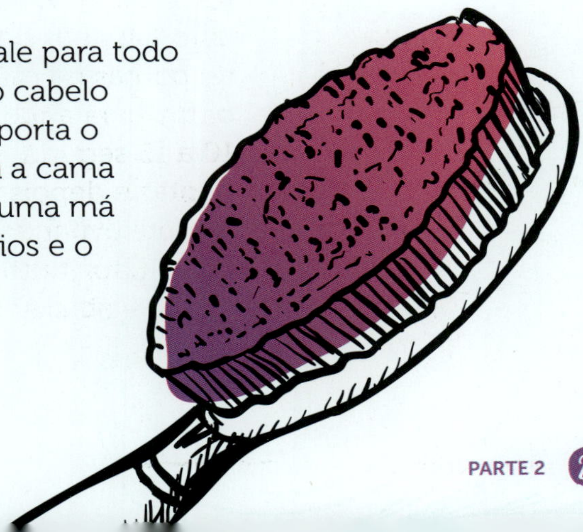

PARTE 3

# KIT BÁSICO DE MAKE

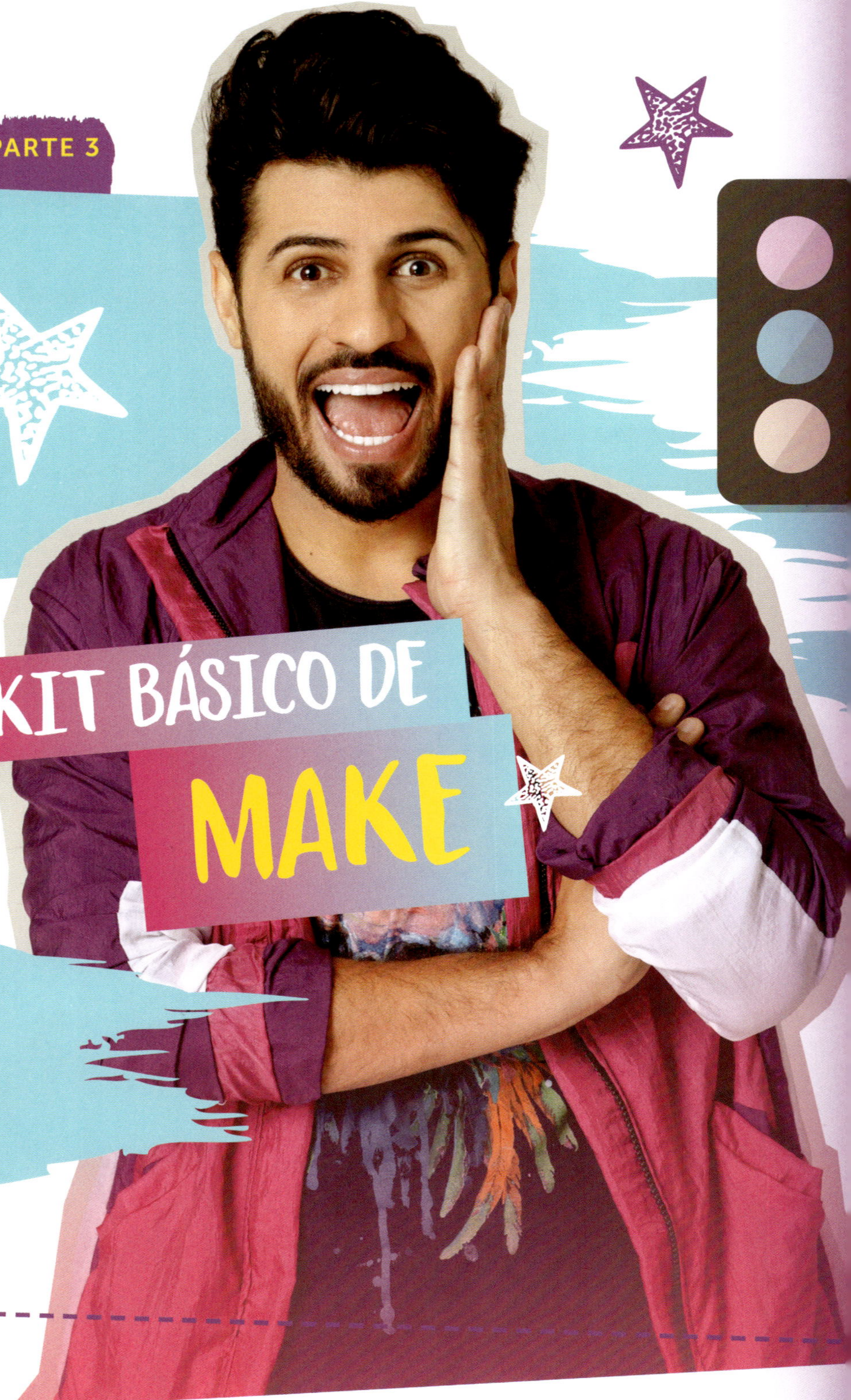

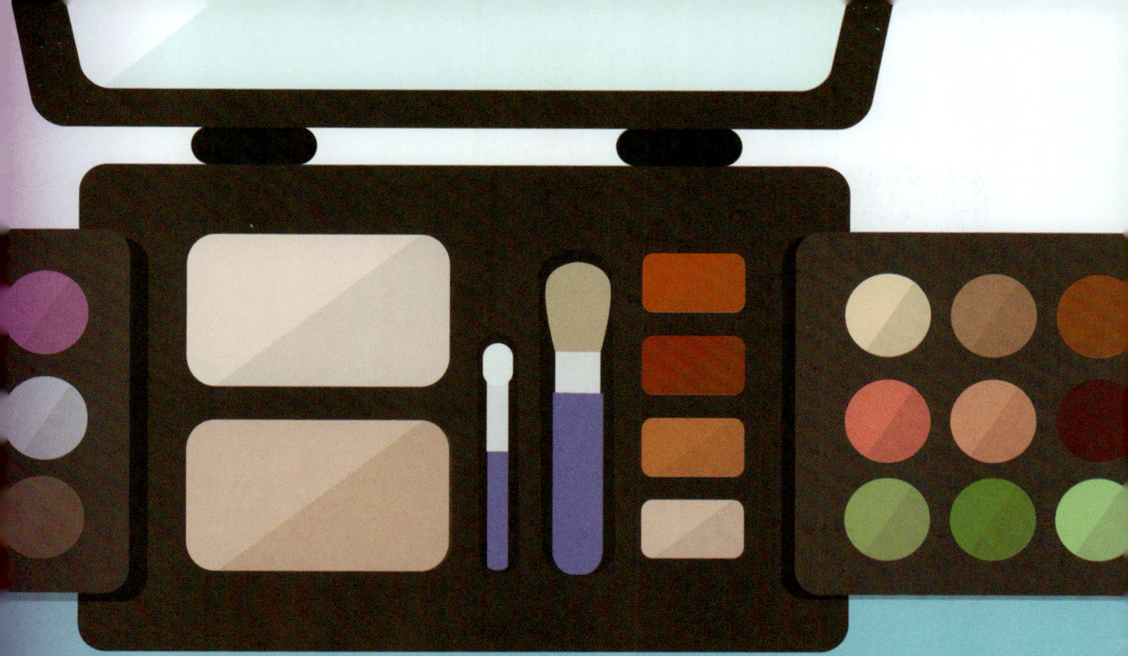

**Bom, já que você me conhece – e se conhece! – melhor, tá na hora de a gente colocar a mão na massa – adoroooo! Vou te dar várias dicas, mas só porque já temos intimidade, hein? (rs)** Você sabia que não precisa ter uma prateleira lotada de produtos (e nem torrar sua mesada!) para fazer produções **ma-ra-vi-lho-sas**, né?! **NÃO?!** Sem problemas: aqui, vou mostrar quais são os itens essenciais que vão ajudar você a arrasar em qualquer ocasião.

Mas, na hora de comprar, lembre-se de que, quando se trata de pele, vale a pena investir em um produto de valor intermediário — não precisa ser o mais caro, mas é legal buscar algo de qualidade, tá bom? **#ficadica**

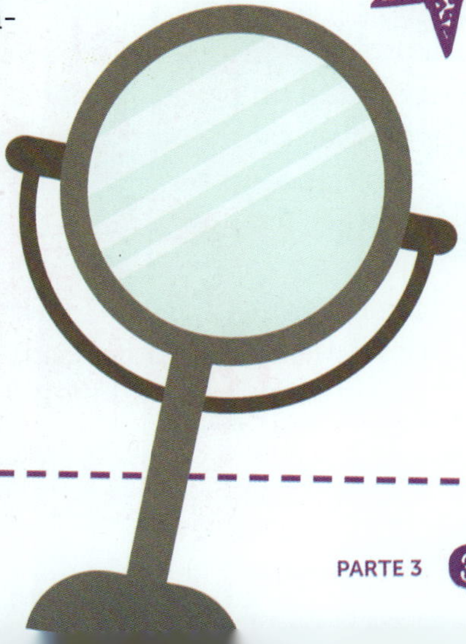

## 1) PRIMER

Esse produtinho mágico fecha os poros, evita que a pele fique oleosa e ainda faz com que a make dure mais. Você vai encontrar vários tipos, mas eu prefiro os de textura levinha, fluida, pois combinam mais com peles oleosas.

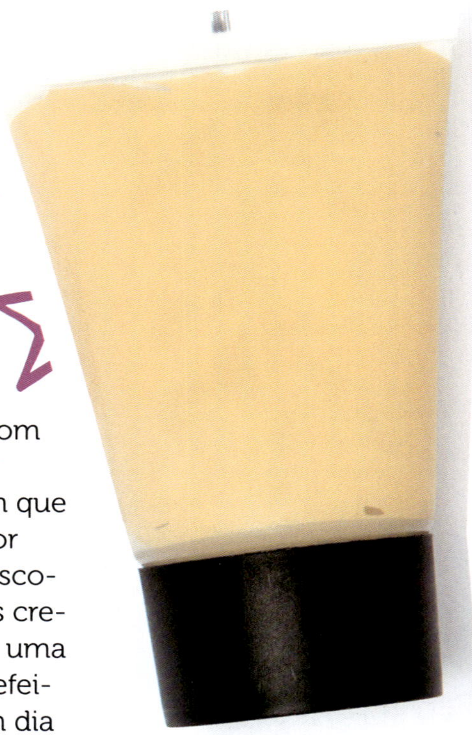

## 2) BASE

Ela serve para uniformizar o tom da pele, mas não pode deixar aquela aparência pesada. Tem que ser o mais natural possível! Por isso, é um produto difícil de escolher. A dica é procurar as mais cremosas. No dia a dia, você usa uma camada fina, que vai dar um efeito legal, mas levinho. E, se um dia precisar de uma cobertura mais intensa, é só passar mais produto, ajustando a textura até conseguir o efeito desejado, ok? Vale a pena procurar um produto com filtro solar **(superimportante)!**

## 3) PÓ COMPACTO

Vem depois da base e do corretivo. Ajuda na fixação destes produtos, tira o brilho e dá aquele acabamento aveludado incrível. Mas, atenção: ele não substitui nem um nem outro, e deve ser usado com suavidade. Não é para pesar a mão! Eu costumo "sujar" de leve a ponta do pincel no pó e depois tirar o excesso dando batidinhas ou uma assoprada de leve. Use na zona T (testa, nariz e queixo) e em regiões onde você aplicou corretivo.

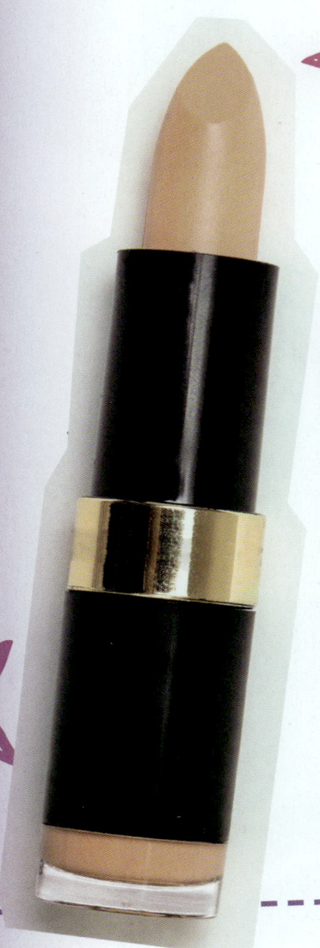

## 4) CORRETIVO

Dá aquele "reforço" à base nas áreas que precisam de mais uniformização da cor, como as pálpebras, olheiras e manchinhas de espinha. A versão líquida é a mais leve, ótima para quem quase não precisa de correção. O cremoso dá um pouco mais cobertura, enquanto o em bastão é para quem quer esconder tudo mesmo, pois é o mais pesado. Tem que tomar cuidado para não ficar com a make grossa — o corretivo pode até craquelar, quer dizer, parecer que "quebrou", sabe?

## 5) BATOM

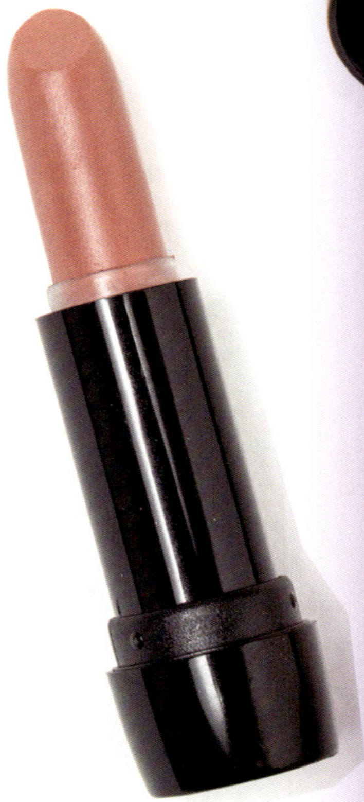

Não tem regra pra escolher: depende de qual efeito você quer, como é o resto da produção, aonde você está indo e até como você está se sentindo no dia. Eu sugiro os tons de nude, que variam dos marrons aos rosados, passando pelos levemente alaranjados. Eles combinam com qualquer ocasião e tem para todos os gostos. Mas é claro que está liberado ousar! Nesse caso, minha dica é tomar cuidado com o que se usa no olho — faça uma make mais simples ou use cores de sombra e batom que se complementem. Para comprar, saiba que qualquer batom, até o mais baratinho, funciona. E aqui mesmo, neste livro, você vai encontrar dicas de como fazê-lo durar mais, então, **se joga!**

## 6) MÁSCARA

Antes de comprar, decida qual efeito você quer dar aos cílios: volume, alongamento, definição, curvatura... Então escolha a sua com base nessa informação — você pode optar por uma máscara mais barata, mas que dê o efeito que você quer. Também é bom saber que aquelas à prova d'água são as mais indicadas para festas, pois duram horas sem borrar. Em compensação, podem ser mais difíceis de tirar. Por isso, para o dia a dia, escolha uma sem essa característica, que sai com mais facilidade — e nunca se esqueça de retirar completamente a maquiagem todos os dias antes de dormir, hein?

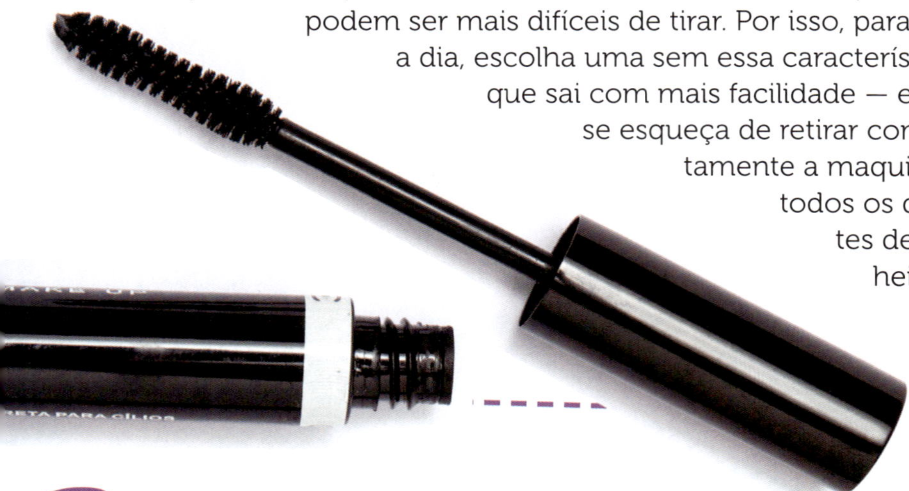

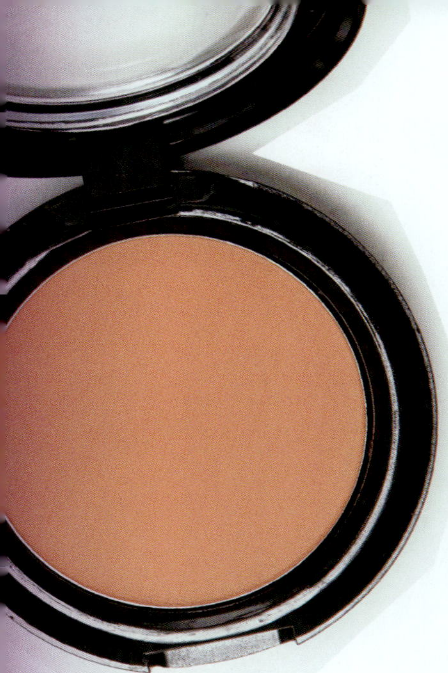

## 7) BLUSH

Quem não ama o efeito que ele dá? Para quem tem a pele mais clara, eu recomendo tons clarinhos de rosa e pêssego. Já as mais morenas ficam lindas com rosas mais escuros e bronzes opacos. Por fim, para as negras, eu gosto muito dos marrons escuros, bronzes com brilho e tons de vinho. Seja qual for a cor, sempre comece com uma quantidade pequena de pó e vá acrescentando se preciso. Na hora de comprar, veja se ele é bem pigmentado, ou seja, tem boa fixação e, ao aplicar, a cor fica intensa sem precisar passar várias vezes o produto.

## 8) LÁPIS

O preto tem muitas funções: pode ser usado como delineador, na linha d'água, para esfumar nos cílios inferiores... O branco "abre" o olhar, deixa em evidência essa parte da make e dá um resultado sensacional. Costumo usar em praticamente todas minhas produções, é uma das minhas marcas registradas. **<3** Já o bege também tem esse efeito, porém de maneira mais discreta, e deixa o olhar mais romantiquinho. Importante: sempre prefira os lápis à prova d'água, para não correr o risco de escorrer e borrar. **:(** São um pouco mais caros, mas valem o investimento!

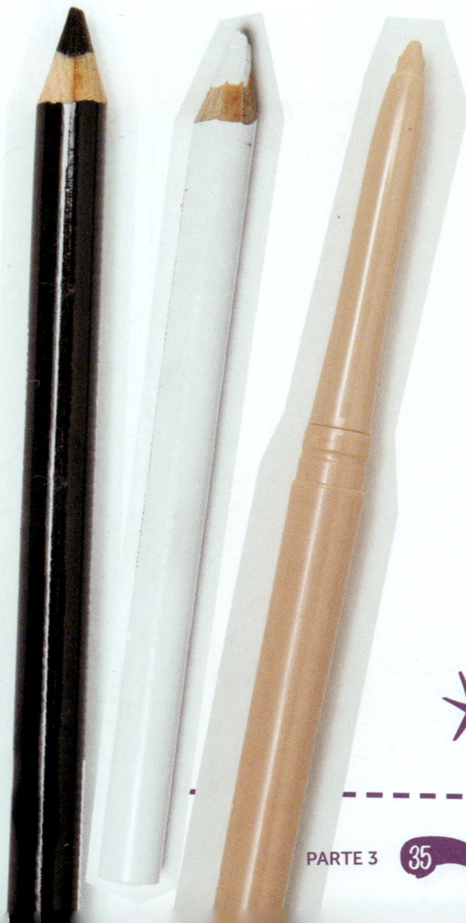

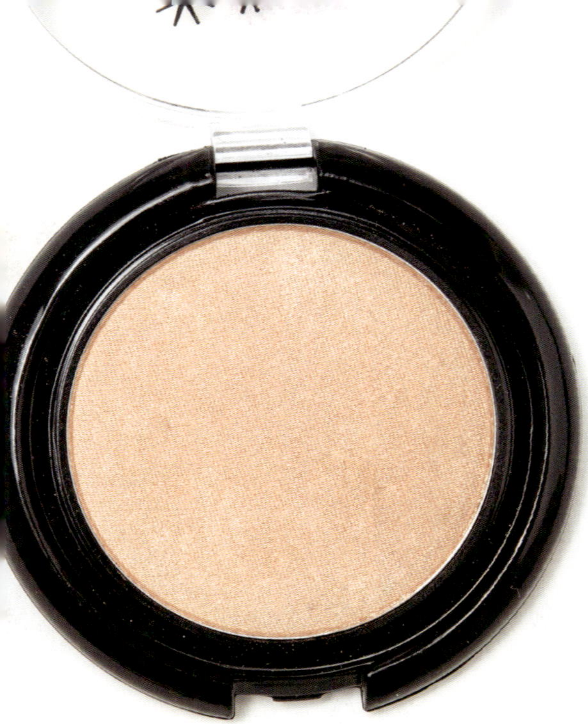

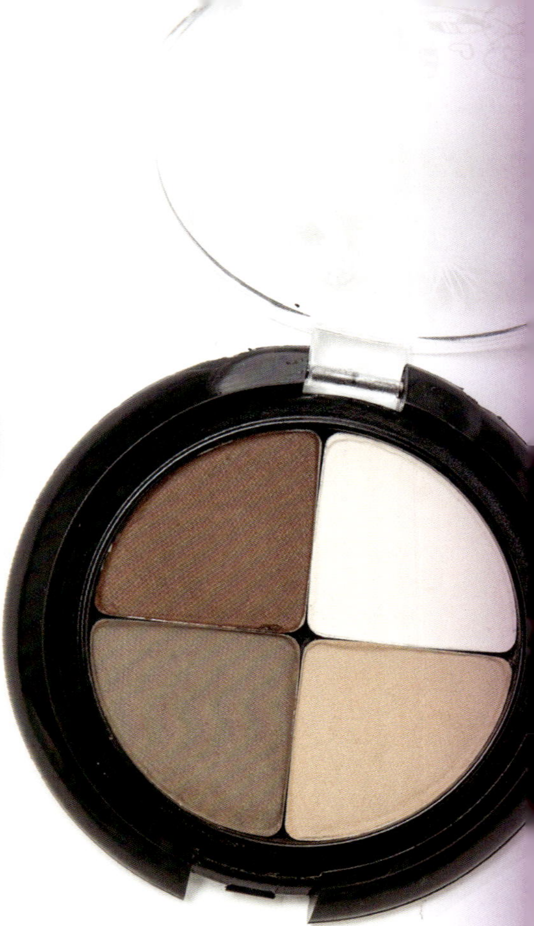

## 9) ILUMINADOR

Outro produto que eu **amoooooo!** Ele clareia e, assim, evidencia algumas áreas do rosto. Na minha opinião, o mais fácil de usar é o em pó. Ele espalha mais fácil e também permite dosar melhor a quantidade aplicada, que deve ser bem pouquinha **SEMPRE!** Por isso, até os produtos mais baratinhos, mesmo que não sejam muito pigmentados, já dão um efeito superlegal.

## 10) SOMBRA

Os tons básicos para qualquer tipo de pele são o nude ou o marrom, que pode ser mais "quente" ou mais "frio", dependendo do efeito que você quer dar à produção. As unitárias são mais em conta, mas uma paleta com até quatro cores básicas também vale a pena. Na hora de comprar, vale a mesma dica do blush: teste a pigmentação. Se a cor ficar intensa na pele, pode comprar, mesmo que seja de uma marca mais baratinha.

## 11) PINCÉIS

Com quatro, você faz bastante coisa. O primeiro é o de **base** — com cerdas brancas e pretas, é conhecido como *duo fiber*. Ele é ótimo porque espalha melhor o produto e deixa uma camada bem fininha. O de **blush** deve ser chanfrado, ou seja, em corte diagonal, e não muito grande, para não correr o risco de passar produto onde não se deve. Depois, o de **sombra**. Eu uso o de cerdas, que ajudam a espalhar melhor a cor e também não absorvem tanta água ao serem umedecidas antes da aplicação. O de esponjinha, que costuma vir nos estojos, é bom para passar iluminador na raiz da sobrancelha e iluminar o cantinho do olho. Por último, o de **pó**, que lembra um pompom, grande e arredondado, e deve ter cerdas bem macias.

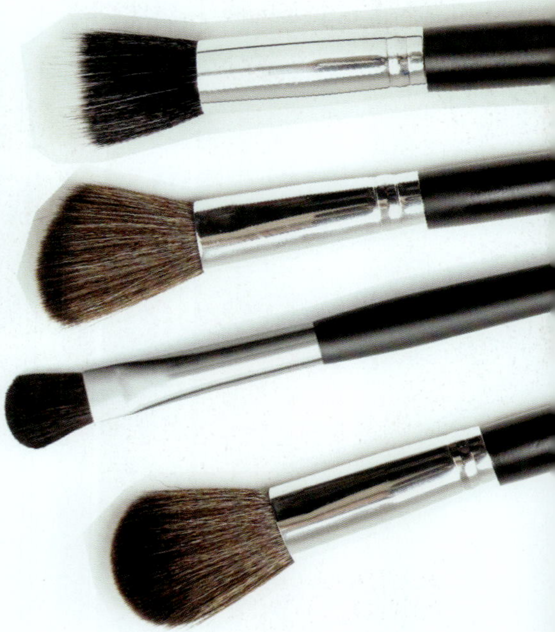

## 12) ESPONJINHA

Para passar base ou corretivo, ela deposita mais produto e, por isso, forma uma camada mais grossa e cobertura uniforme. Hoje, existem esponjinhas em muitos formatos, e não existe um melhor do que o outro — escolha aquele que você se adapta melhor. Pode comprar uma baratinha, porque todas são feitas basicamente do mesmo material.

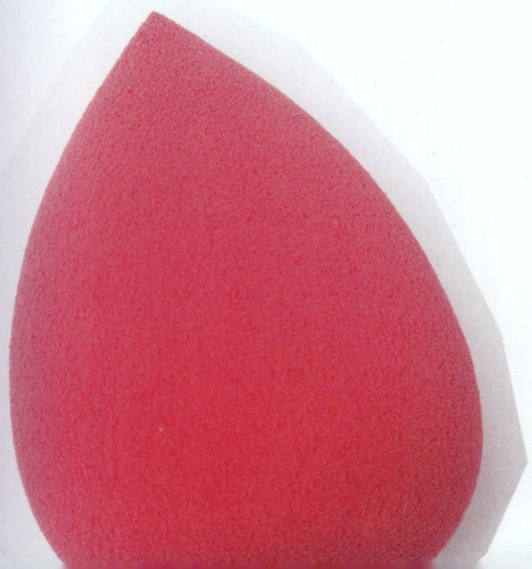

PARTE 4

# PREPARAÇÃO DA PELE

## (E OUTRAS DICAS INCRÍVEIS)

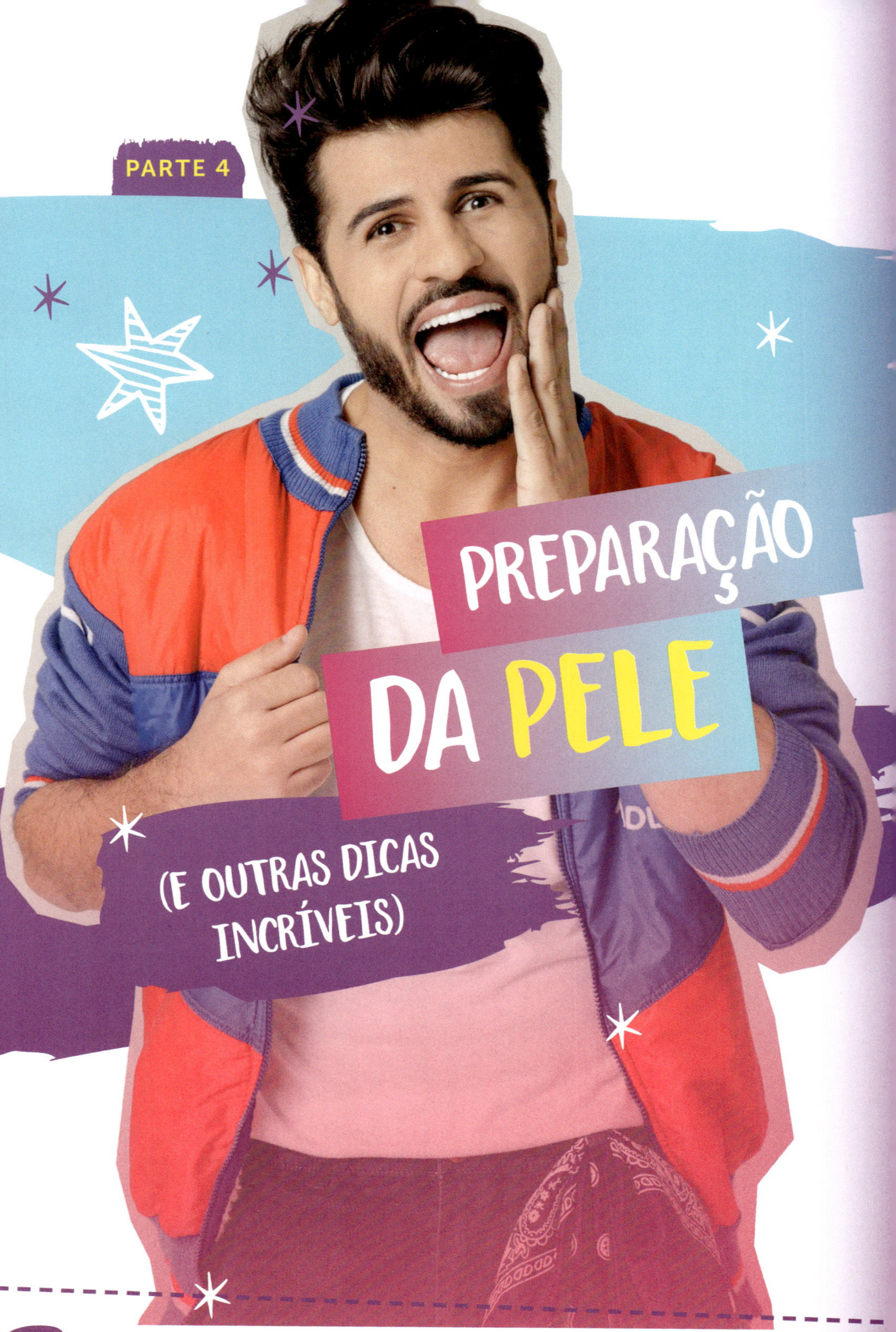

**Uma make perfeita não se faz só com os produtos certos. Existem truques que só a gente que é maquiador sabe – mas eu vou dividir com você!**

Desde deixar o rosto livre da oleosidade a escolher a base que mais combina com a sua pele, está tudo aqui. <3

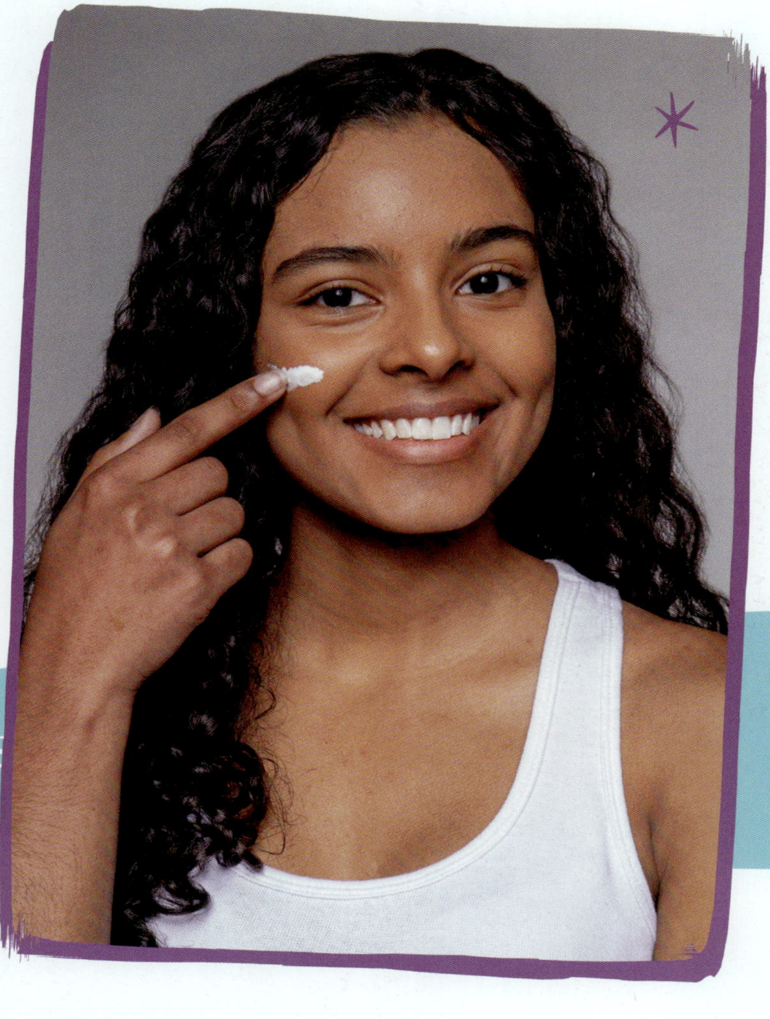

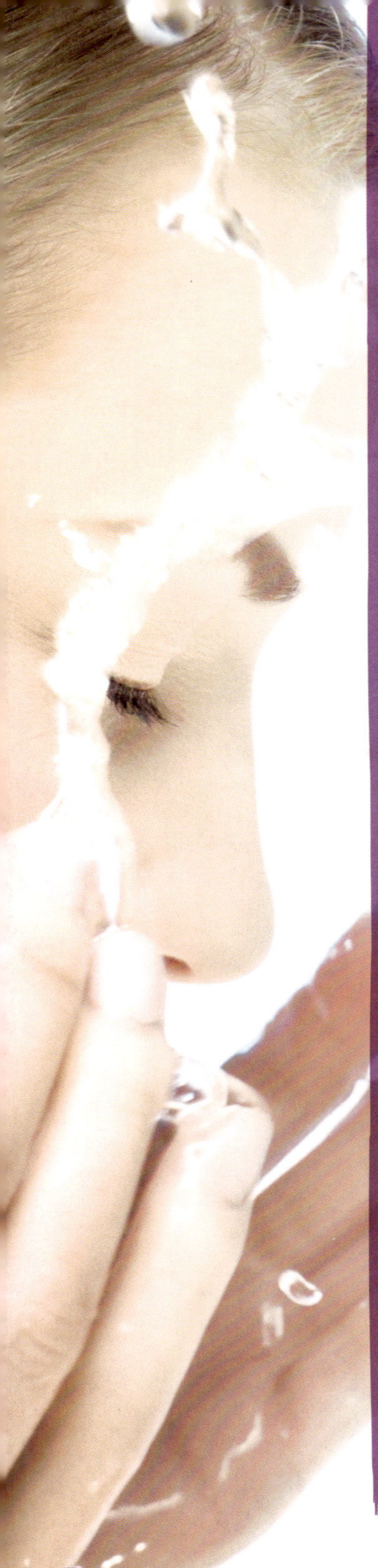

## TUDO POR UMA PELE SEQUINHA

Já ouviu falar em pré-make? É uma das etapas mais importantes para conseguir controlar o excesso de oleosidade e garantir uma produção incrível. Como o nome diz, ela deve ser feita antes da maquiagem. Veja o passo a passo:

1. Lave o rosto com água e sabonete facial.
2. Se tiver espinhas, passe um tônico. Ele vai eliminar de vez até as impurezas escondidas nos poros. Caso contrário, pode pular para o passo 3.
3. Hidrate com um produto indicado para o seu tipo de pele.
4. Aplique filtro solar, de preferência também específico para seu tipo de pele.
5. Espere uns minutinhos até o rosto absorver tudo.
6. Espalhe o primer (que já faz parte do seu kit básico) com as pontas dos dedos.
7. Espere mais um pouquinho e, então, pode partir para a base.

Por fim, quero lembrar que limpar, hidratar e proteger a pele do sol são atitudes importantes todos os dias, e não só antes da maquiagem, ok?

ESPINHA, OH, NÃO!

**Quem é que nunca teve umazinha sequer, não é?** Ainda mais na sua idade, acne é supernormal! A base sozinha já dá uma disfarçada leve. Mas, para garantir uma cobertura mais poderosa **(e de longa duração)**, indico os corretivos coloridos. Eles neutralizam a cor da espinha. Se você tem a pele clara e as espinhas são avermelhadas, use o corretivo verde. Já se é mais morena ou negra e as marquinhas têm um tom arroxeado, vá de laranja. Aplique somente sobre a marquinha, com pincel fininho e suaves batidinhas, para não ficar marcado e sem espalhar pela área ao redor. Pode acreditar: apesar dos tons esquisitos, os corretivos somem na pele e apagam a cor da espinha. Mas é claro que, se houver algum relevo, ele vai continuar lá. **Afinal, a função do corretivo não é uniformizar a textura da pele nem deixar um efeito pesado!** Dica final: geralmente, o corretivo deve ser colocado depois da base, mas, se você tiver muitas espinhas, vale aplicar antes.

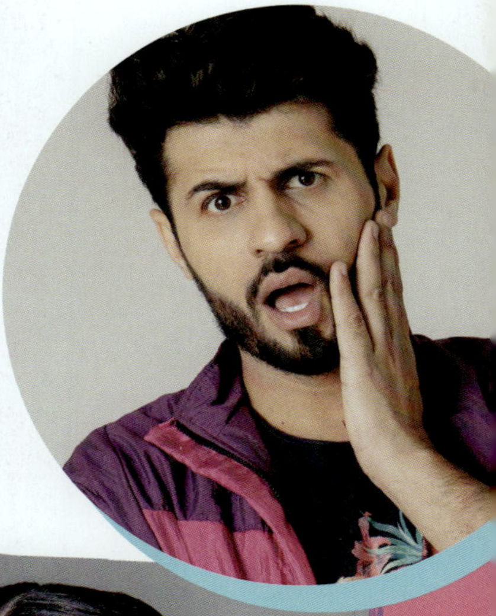

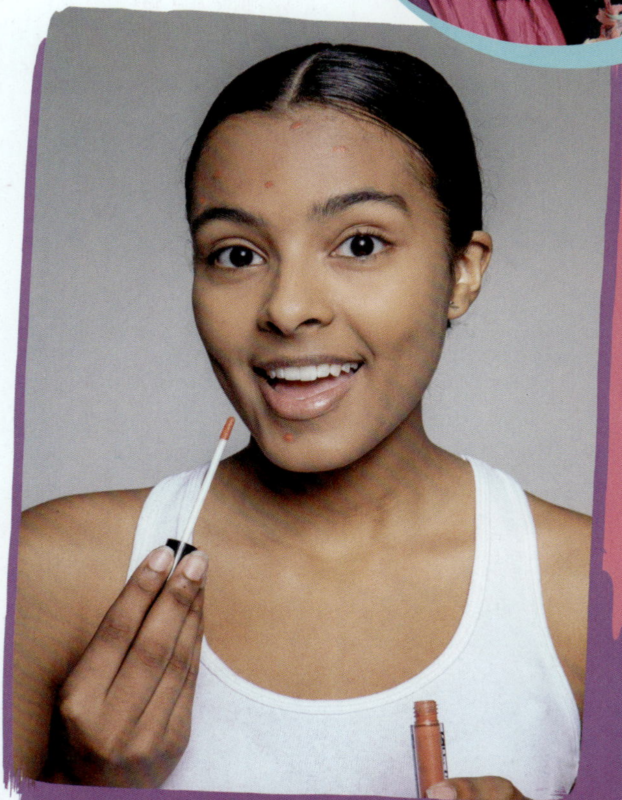

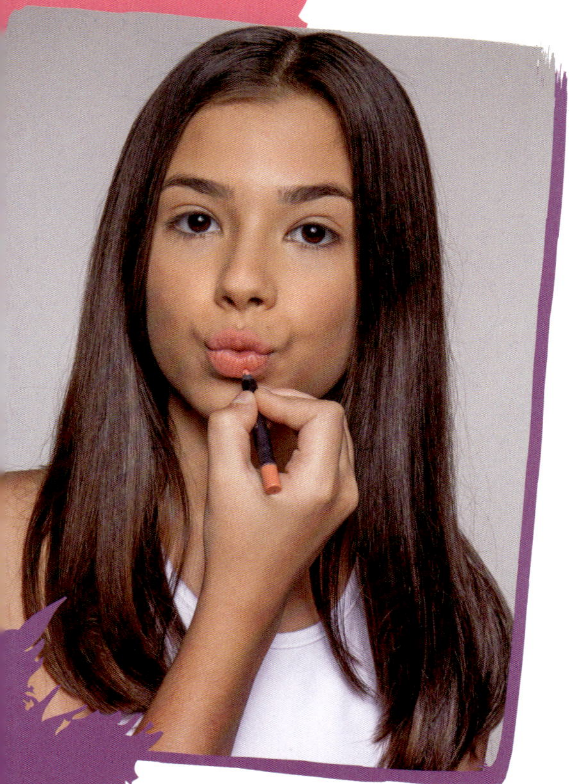

## BATOM QUE DUUUUURA...

Se tem uma situação chata é a gente aplicar o batom e perceber, antes de chegar à festa, que ele já sumiu. Vou ensinar dois jeitos de evitar que isso aconteça:

1 Se o batom for claro, passe, antes dele, uma camada fininha de corretivo ou base sobre os lábios. Eles vão formar uma camada sequinha, que vai segurar a cor por mais tempo.

2 Use um lápis de contorno da mesma cor do batom sobre os lábios. Ele também cria uma camada que protege o batom, que deve ser aplicado em seguida. Funciona especialmente para os tons escuros.

## CRAQUE NO CORRETIVO

Este produto é um dos campeões de perguntas das minhas seguidoras nas redes sociais! Por isso, resolvi responder, aqui, algumas das dúvidas mais comuns.

### DEVO APLICAR COM ESPONJA, PINCEL OU PODE SER O DEDO MESMO?

Se sua pele é muito oleosa, eu sugiro usar esponjinha ou pincel, porque a temperatura da pele pode interferir na consistência do corretivo. Ele vai acabar "derretendo", e sua duração e seu efeito ficarão comprometidos. Do contrário, você pode escolher qual "ferramenta" usar. Até porque, na verdade, todas funcionam. O segredo é você saber qual é a melhor pra você. E, para descobrir isso, só testando!

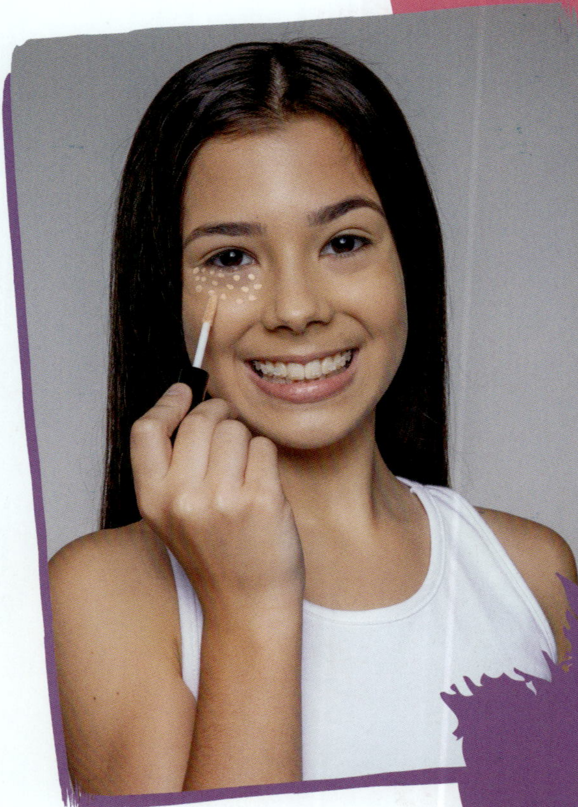

### MEU CORRETIVO SEMPRE FICA GROSSO, SOCORRO!

Esse é um dos erros mais comuns. A camada tem que ser fininha e o produto deve ser depositado, não espalhado. Para isso, você deve colocá-lo sobre a pele dando batidinhas (de leve, claro!). Pegue pouco produto e, se precisar, passe um pouco mais, construindo mais camadas.

### COMO ESCOLHER A COR? QUE DIFÍCIL!

Existe um mito de que o corretivo tem que ser um ou dois tons mais claros do que a pele. Isso funciona em alguns casos. Mas, como estamos falando em esconder olheiras e manchinhas, ele deve ser do tom mais próximo da sua pele — nem mais claro nem mais escuro. Saber qual o seu subtom, também chamado de cor de fundo, ajuda muito. Existem dois tipos: amarelado ou rosado. No primeiro caso, estão as meninas que se bronzeiam com facilidade, ficam com a pele dourada sob o sol e ganham rapidamente marquinhas de biquíni. No segundo caso, entra quem fica avermelhada, sem nunca conseguir aquele bronze. Então, você compra um produto que também tenha esse subtom. Ah, e essa dica vale para a base também.

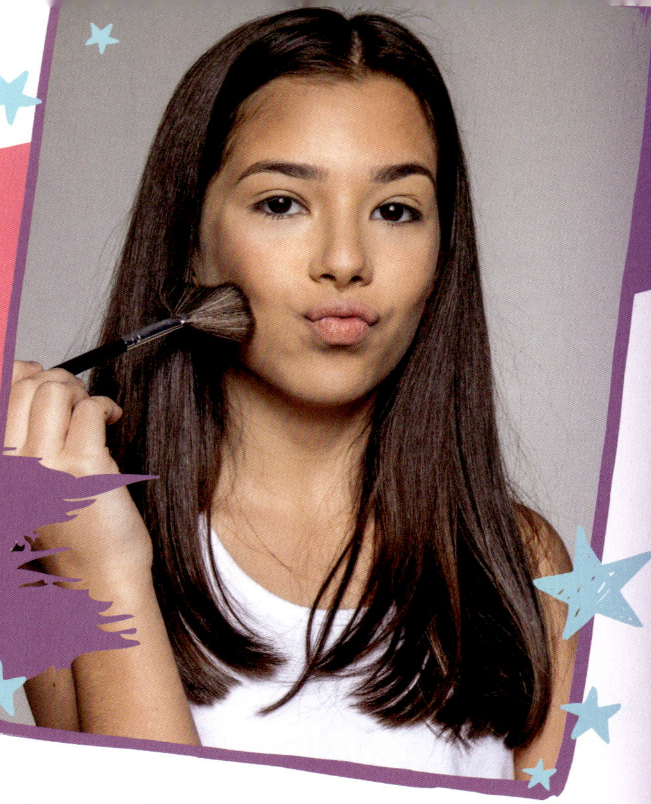

## RUMO AO CONTORNO PERFEITO

É mais fácil do que parece. Você vai precisar de um pó opaco marrom, mais escuro que a sua pele, iluminador (de preferência em pó) e pincel. Olhe seu rosto e determine quais pontos você quer escurecer e quais quer iluminar. A ideia é simples: as partes que ficarem escurecidas vão "diminuir", ou seja, parecerão mais finas, enquanto as que ficarem mais claras vão "crescer", se destacar.

Depois, comece a criar sombras com o pó marrom escuro, espalhando com pincel. Esfume, esfume e, depois, esfume mais um pouco. A ideia é que não dê para perceber onde você aplicou o produto, ok? Depois, passe o iluminador. **Atenção:** só um pouquinho já garante um superefeito! Se ficar muito marcado, esfume.

**Toque de amigo:** a internet está lotada de tutoriais de contorno. Acontece que o resultado de muitos deles é superpesado e só funciona no vídeo. Esse tipo de maquiagem é para ser imperceptível. E tem rosto que nem precisa, viu? Não é uma regra.

**Algumas ideias de onde aplicar**

PÓ MARROM:

- Testa, contornando a linha onde o cabelo cresce
- Bochechas, seguindo uma linha imaginária do meio da orelha até o início da boca
- Nariz, em duas linhas verticais do início do osso até a ponta

ILUMINADOR:

- Centro da testa
- Ponta do nariz
- Sobre o ossinho da bochecha
- Arco do cupido (aquele V da parte superior do lábio)
- Centro do queixo

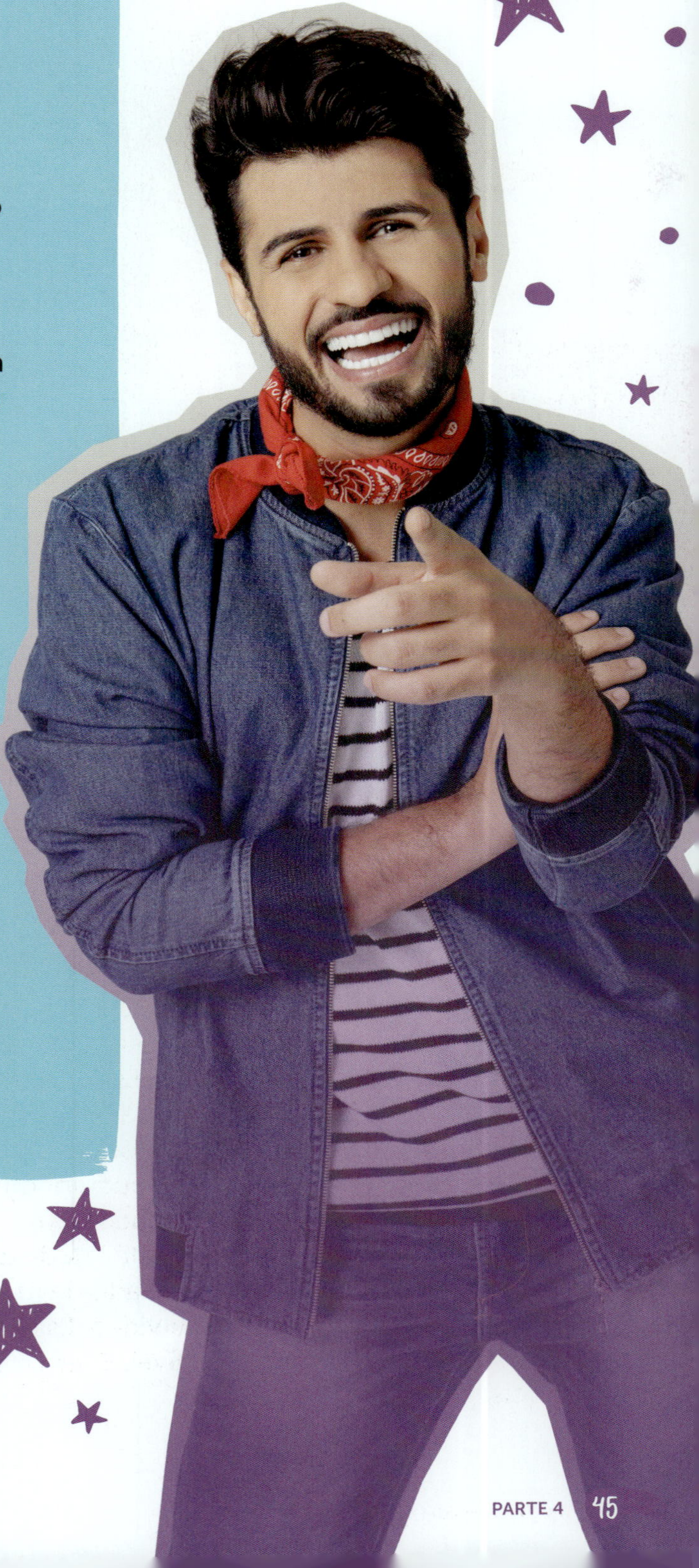

## SEM MEDO DA BASE

Se você também se sente um pouco perdida na hora de comprar esse produto, pode ficar tranquila: isso é supercomum! Mas, para ajudar você, vou dar umas dicas que vão facilitar a sua vida.

- Descubra sua cor de fundo (o tal de subtom, lembra?) e baseie a compra nela **(para saber como fazer isso, veja a dica do corretivo na página 43)**.
- Nunca teste no pulso, no dorso do braço, na mão... O ideal é passar um pouco do produto entre a região da orelha e o canto da boca (a gente chama de região mandibular) e espalhar até o tom ficar o mais próximo possível da sua pele, ou seja, quando ele praticamente sumir. Aí você pode ter a certeza de que achou seu tom perfeito.
- Se possível, faça o teste de frente para um espelho com boa iluminação. Ou, melhor ainda, à luz do dia.
- Comprar pela internet? Só se você já souber a cor exata da base. Senão, é furada!

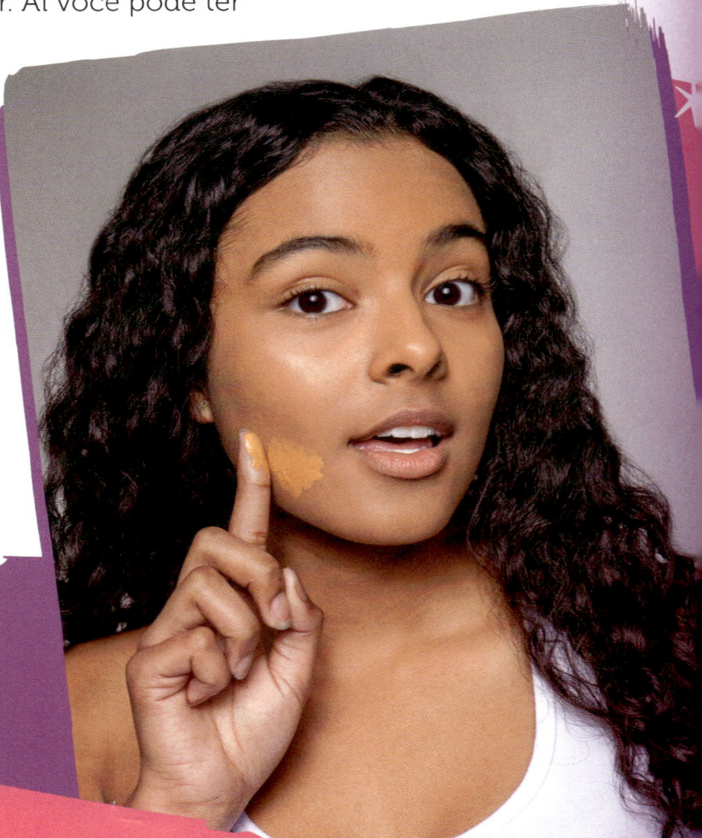

## SOBRANCELHA DIVA

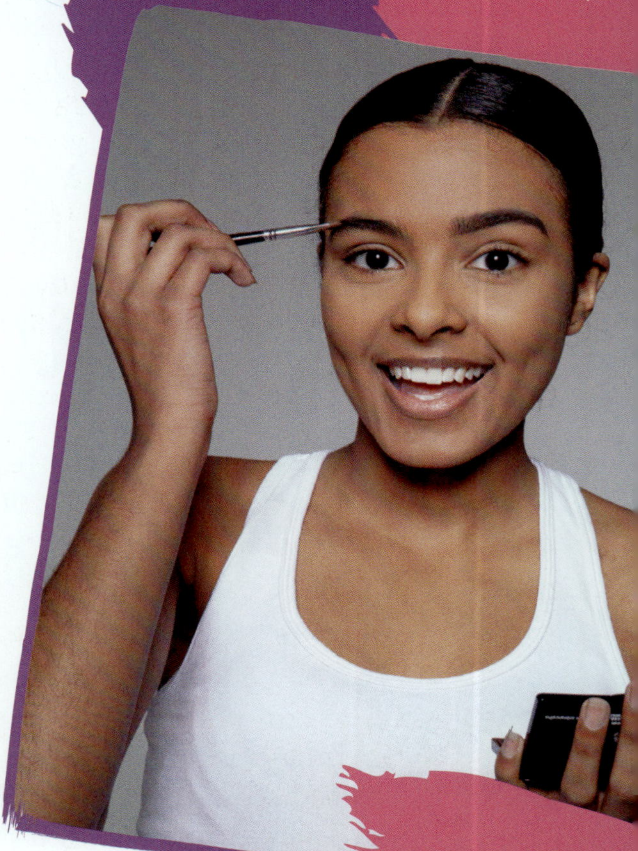

Em qualquer make que você faça, sempre vale a pena gastar um tempinho a mais dando um trato nas sobrancelhas. Elas são a moldura do rosto e, de acordo com o formato e a expressão, ajudam a definir a imagem que passamos para os outros. Por isso, o ideal é manter o desenho natural e, se precisar, só tirar os pelinhos que nascem fora desse contorno (de preferência com a ajuda de um designer de sobrancelhas!). Na hora da make, você pode preencher com sombra ou lápis marrom, com movimentos muito suaves e traços finos, para imitar mesmo os pelos naturais. Um toque importante é fazer o traço um pouco mais forte do meio para fora (em direção às têmporas), para a expressão não ficar pesada. Do início (próximo do nariz) ao centro, deixe o tom bem levinho. Se você não tiver sombra marrom, pode usar lápis de escola mesmo, tá? Sim, o da escola mesmo: o grafite preenche e deixa bem natural.

PARTE 5

# PASSO A PASSO

# Yes, you can!

**E aí, pronta para ficar bem diva? Nas páginas a seguir, você vai descobrir como copiar passo a passo algumas das makes mais especiais que eu já fiz nas estrelas *teen* do momento.**

E, se você pensa que ter uma produção dessas é só para as atrizes de TV, pode parar já! **É a sua hora de brilhar, ficar ainda mais linda e se inspirar. :)**

As maquiagens que eu escolhi para apresentar aqui foram pensadas e adaptadas, com todo carinho, para que todo mundo que estiver com o livro em mãos possa copiar — e sempre ter um resultado incrível. Não importa a cor da sua pele, o formato do seu rosto, o seu tipo de corpo, a textura do seu cabelo e nem o seu jeito de se vestir. A verdade é que todo mundo pode, sim, ousar, experimentar, aprender, brincar e se divertir muito na hora de montar o próprio visual. **Acredite:** quanto mais você for fiel a você mesma, ao que gosta e ao que faz seu coração vibrar, mais linda será! **SE JOGA!**

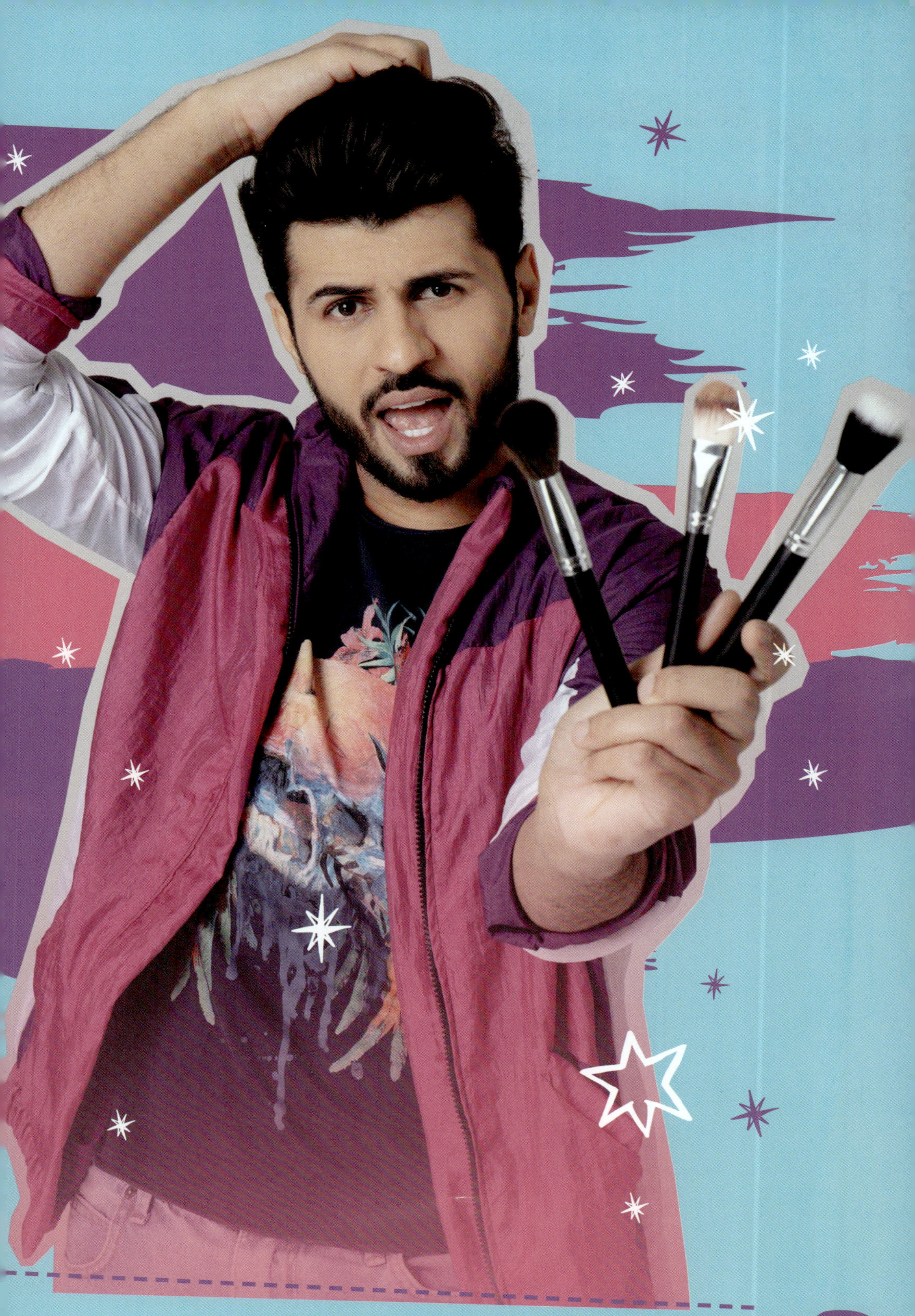

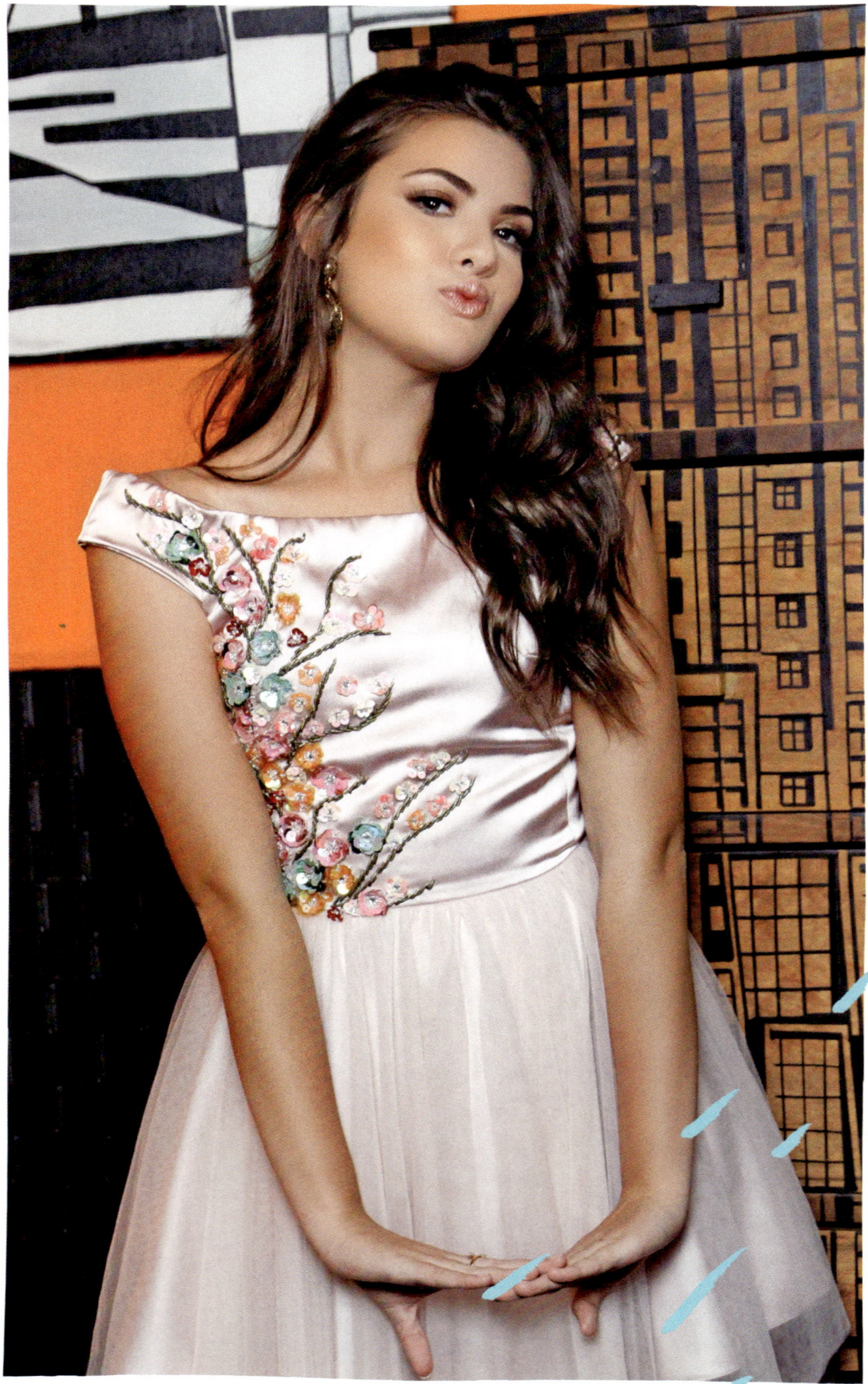

MAKE

# Iluminada!

## LÍVIA INHUDES

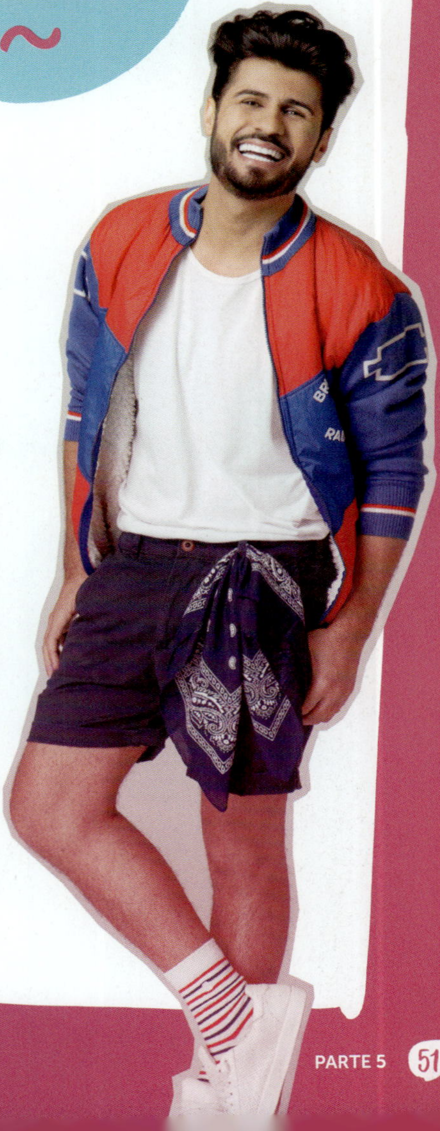

Essa make traz muitas lembranças. A ideia era começar a fotografar durante o dia, mas atrasou muito. Acabou escurecendo e o lugar onde estávamos não tinha luz... Tenso! O jeito foi me virar: fiz a produção na Lívia apenas com a lanterna de dois celulares que consegui na hora. Imagina o drama!!! No final, deu tudo certo e a make ficou incrível. O destaque fica por conta do iluminador. É pra brilhar mesmo! Acho bacana para usar em festas e outros eventos à noite, mas, por não carregar tanto no olho, também vale para o dia, ok?
#arrasani

# Separe

## VOCÊ VAI PRECISAR DE:

- Sombra marrom opaca*
- Sombra pérola
- Iluminador*
- Blush bronze cintilante
- Máscara*
- Batom cremoso rosa queimado
- Gloss (opcional)

*Esses itens já fazem parte do nosso kit básico.

**1**

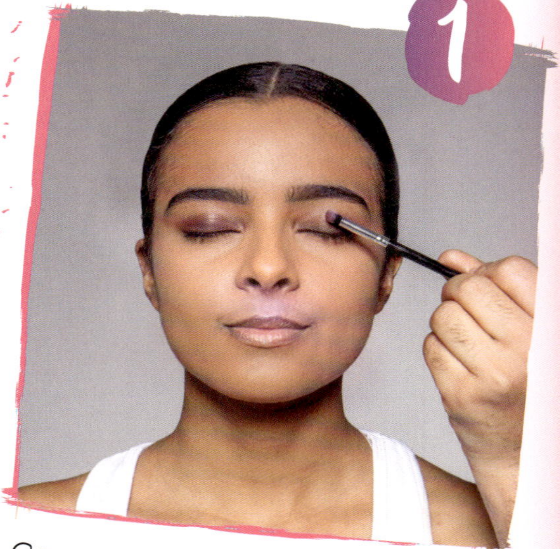

Comece com a sombra marrom opaca. Espalhe em toda a pálpebra móvel, até o côncavo (aquela dobrinha que temos atrás do olho, sabe?).

**2**

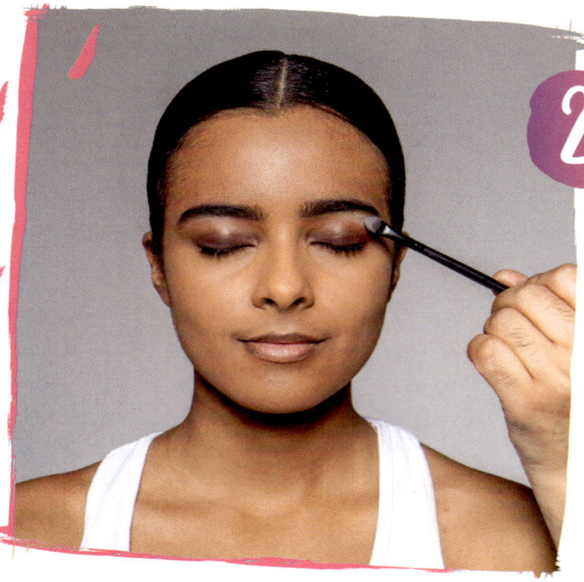

Aplique iluminador ou sombra pérola na raiz da sobrancelha, em toda a extensão. Não é para exagerar, hein? Basta um pouquinho para criar um efeito lindo.

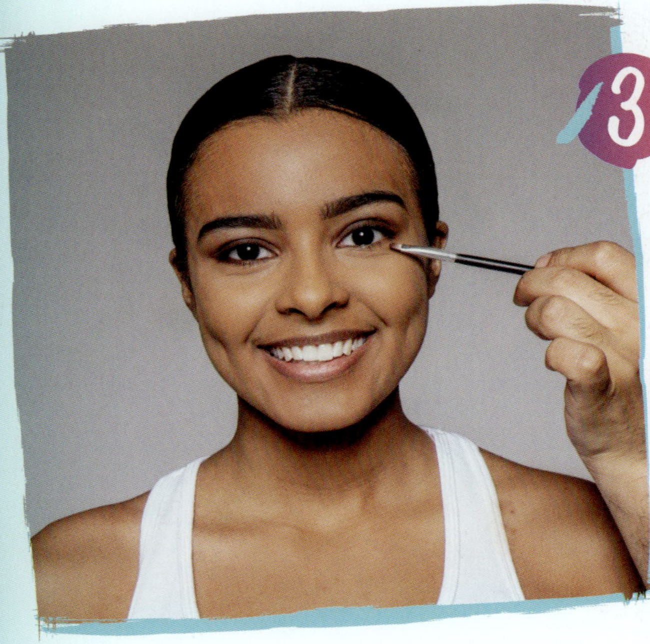

3

Com sombra marrom e um pincel beeeem fininho, contorne por dentro da linha d'água. Pode usar lápis marrom no lugar da sombra. Depois, esfume essa sombra na pálpebra inferior, rente aos cílios.

4

Ilumine a região das maçãs, abaixo dos olhos, e a zona T (centro da testa, ponta do nariz, arco do cupido e centro do queixo).

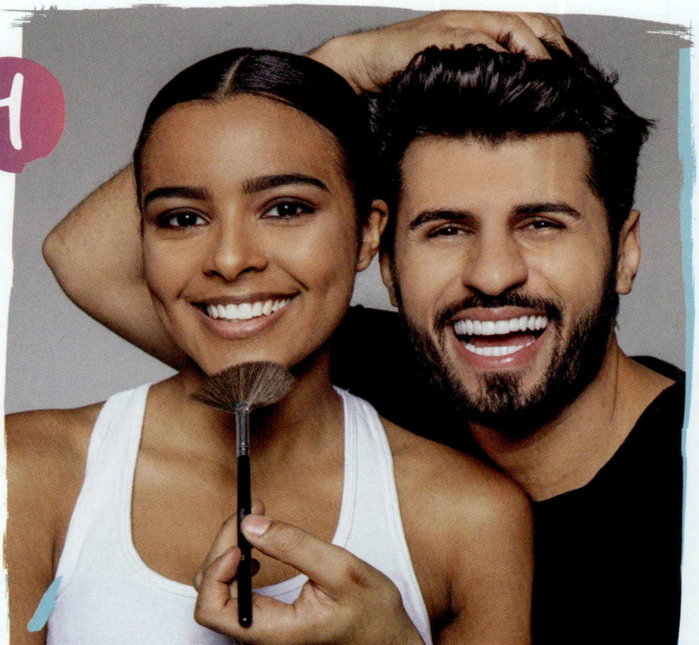

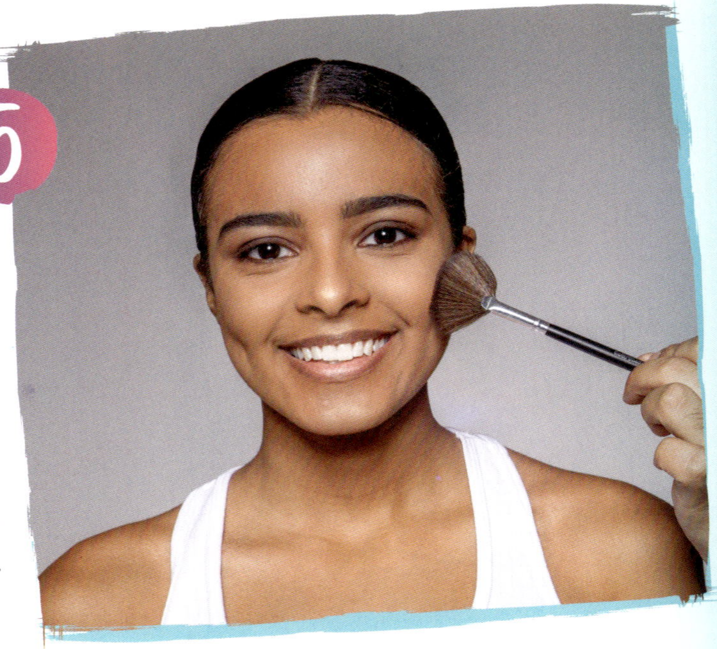

5

Aplique um blush na cor bronze, com cintilância. Esse produtinho é mara, porque fica bem em todos os tons de pele, das mais branquinhas às negras.

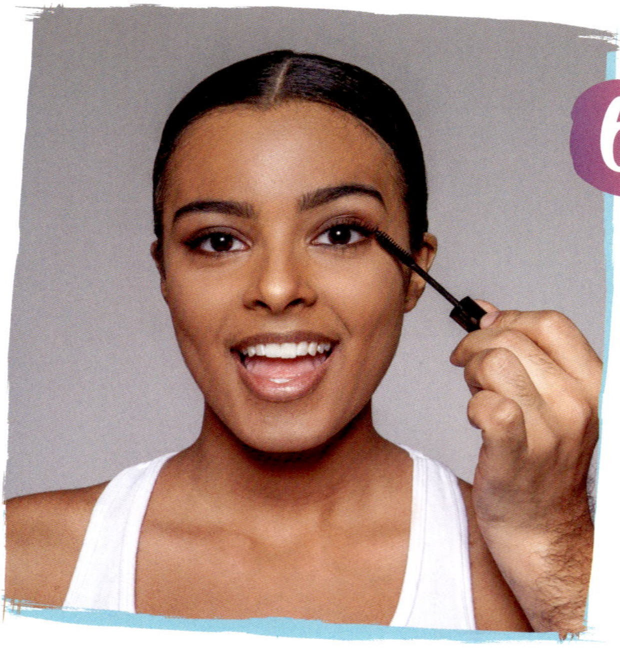

6

Passe várias camadas de máscara, inclusive nos cílios inferiores.

## 7

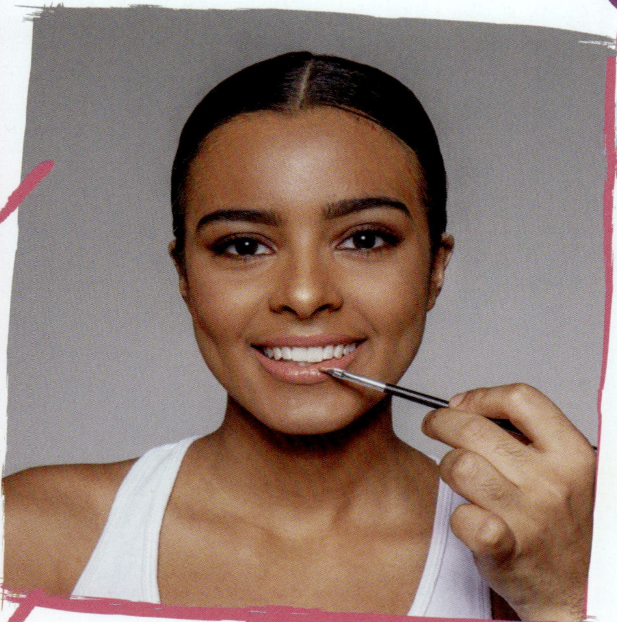

Para fechar o look, aplique o batom cremoso no tom rosa queimado. Eu gosto, para essa make, de usar um que tenha cintilância. Mas, caso o seu não tenha, uma solução é aplicar uma camada de gloss por cima.

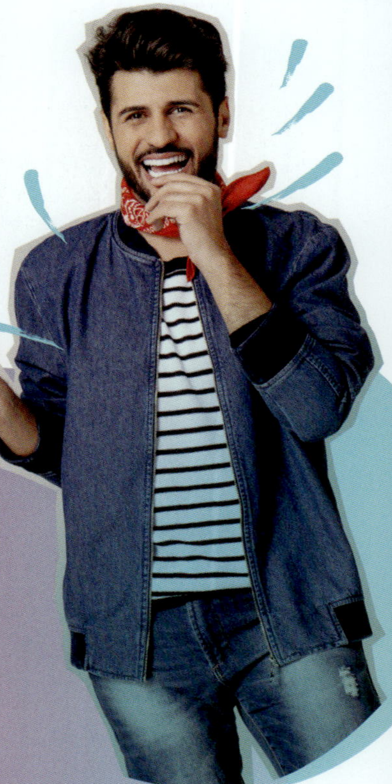

## Arrasa!

### MINHA DICA

Para reforçar ainda mais o poder do iluminador, é fácil: aplique-o com um pincel úmido. Isso vai fazer com que a cor fique mais intensa e também dure mais. ;) E, depois, esfume bem para não ficar marcado. Outra opção é usar a pontinha do dedo indicador para aplicar, dando leves batidinhas. A temperatura da pele ajuda na fixação, e também deixa mais fácil para espalhar.

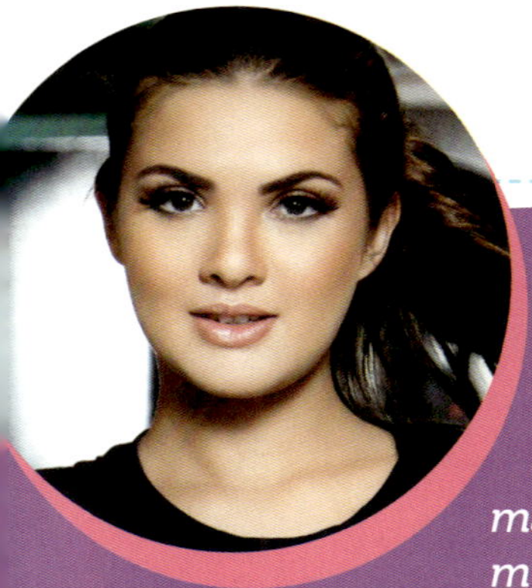

"Conheci o Ramon quando eu tinha 13 anos e, desde então, não o larguei mais! Uma das coisas mais incríveis que ele tem é senso de humor e talento para produzir. Não é apenas um maquiador, mas também um grande amigo, que muitas vezes mantém o meu pé no chão e me faz enxergar as coisas de um jeito diferente. Ele fez parte de um dos momentos mais especiais da minha vida, minha festa de 15 anos. Agradeço sempre pela amizade e carinho que ele tem por mim e pode ter certeza que é recíproco. Amo muito ele!"

**LÍVIA INHUDES**

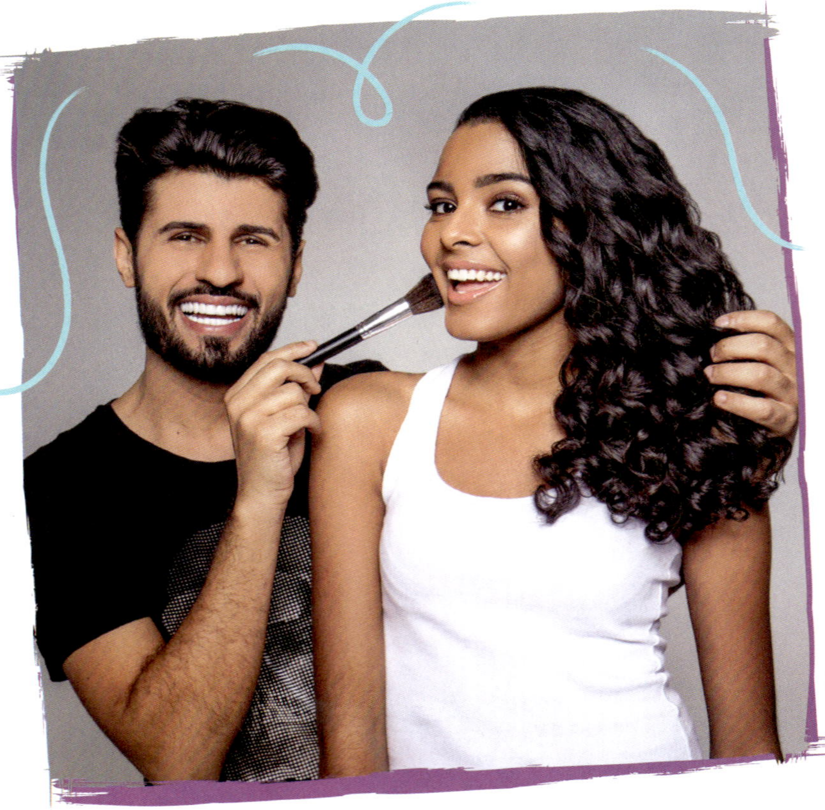

# Resultado

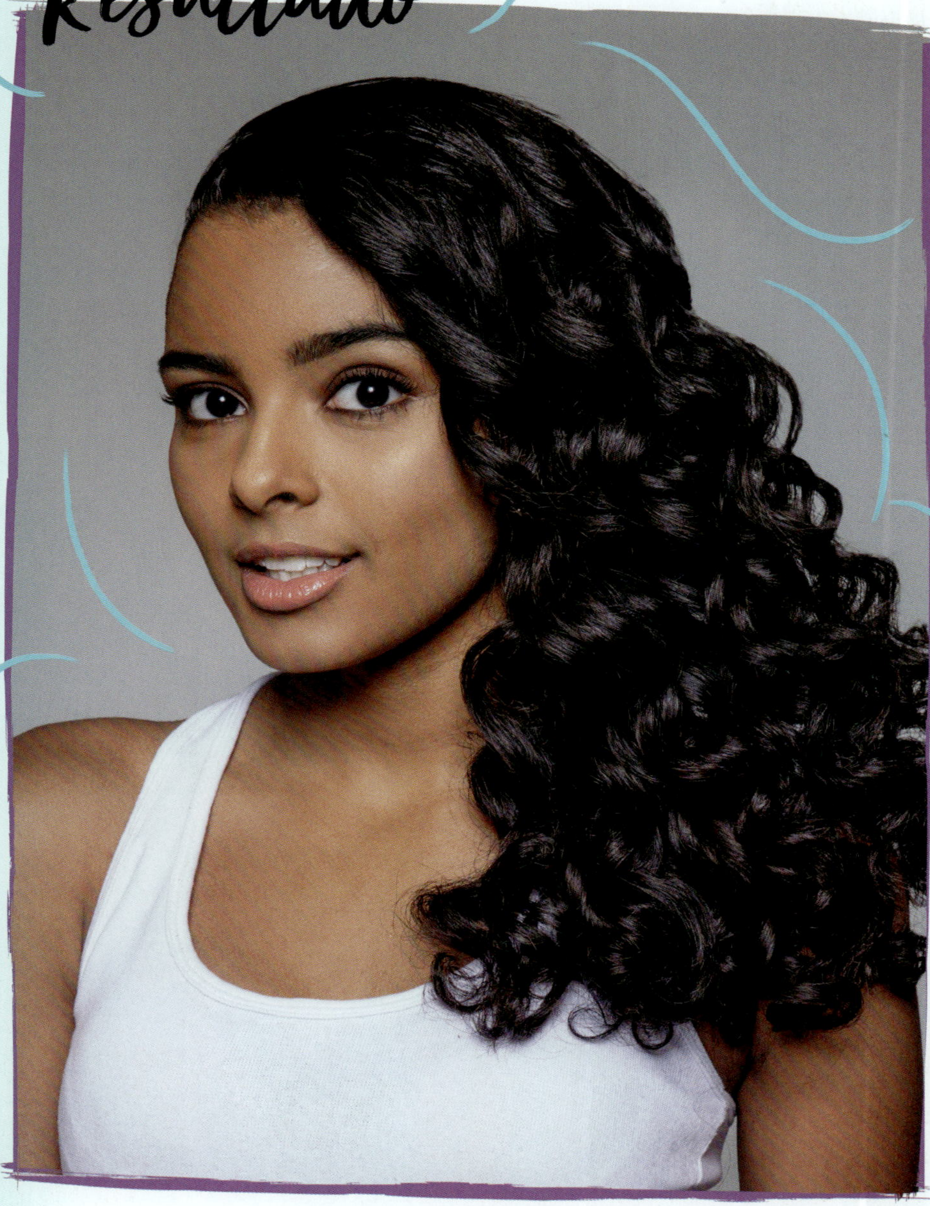

**Esse penteado é simples de fazer e dá um efeito muito divo!** Primeiro, faça cachos com o babyliss, sem medo do volume. É pra arrasar no cabelão mesmo. Depois, prenda um dos lados com grampos na altura da nuca e traga o cabelo para cima do ombro oposto. Se precisar, use fixador para manter tudo no lugar.

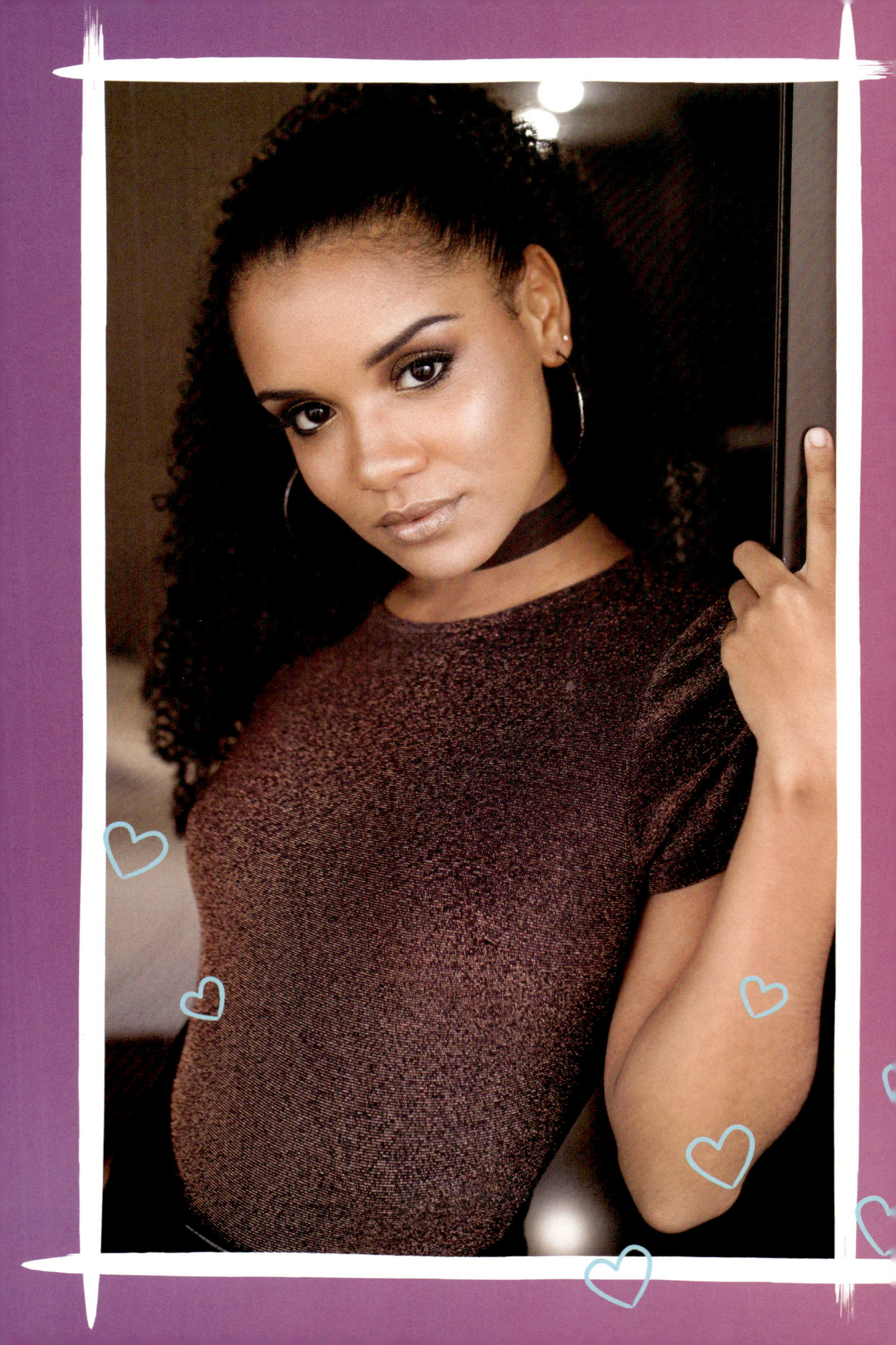

# Beeem diva!

## HESLAINE VIEIRA

Eu lembro como se fosse hoje: a Heslaine me chamou para produzi-la para umas fotos. Fomos até um hotel em São Paulo e começamos a clicar, mas logo o espaço ficou pequeno para nós. Nem pensamos duas vezes: saímos para a avenida Paulista, que é o cartão-postal da cidade, supermovimentada e moderna. A gente causou! Rimos, dançamos, brincamos muito. Paramos a avenida! Foi muito bacana e divertido. Eu recomendo essa produção para uma balada noturna, porque o olho é bem marcado.

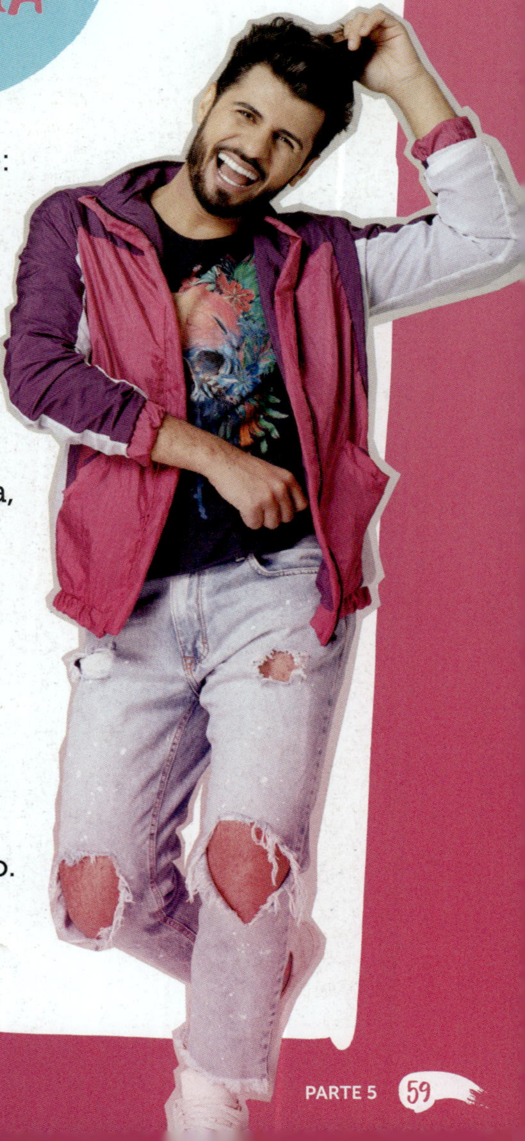

# Separe

## VOCÊ VAI PRECISAR DE:

- Sombra dourada com cintilância, num tom queimado
- Sombra marrom nude*
- Delineador (opcional)
- Lápis preto*
- Máscara*
- Iluminador*
- Batom nude*
- Blush bronze*

*Esses itens já fazem parte do nosso kit básico.

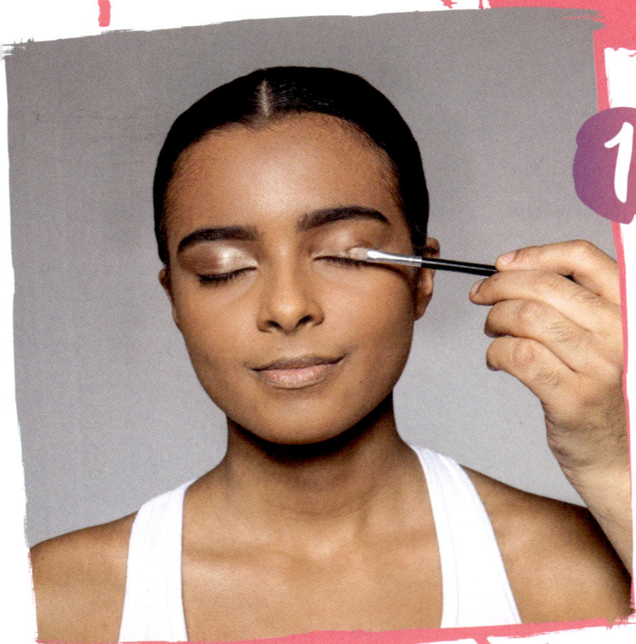

## 1

Passe a sombra dourada em toda a pálpebra móvel. Não se esqueça de umedecer as cerdas do pincel antes de pegar o pó no estojo. Isso ajuda a deixar a cor mais intensa e a fixar melhor também. E, antes de aplicar, retire o excesso de produto do pincel.

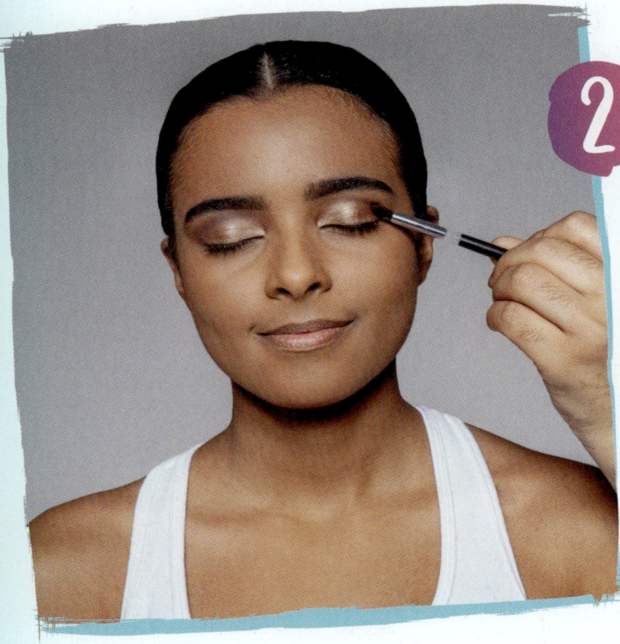

2

Marque o côncavo com sombra marrom, em movimentos de vai e vem. Tem que esfumar bem! Esse é o segredo para não ficar marcado.

3

Faça um traço de delineador na pálpebra superior, bem rentinho aos cílios. Pode começar mais fininho e ir aumentando aos poucos, como você preferir. Mas sem exageros! Se achar melhor, pode usar lápis preto.

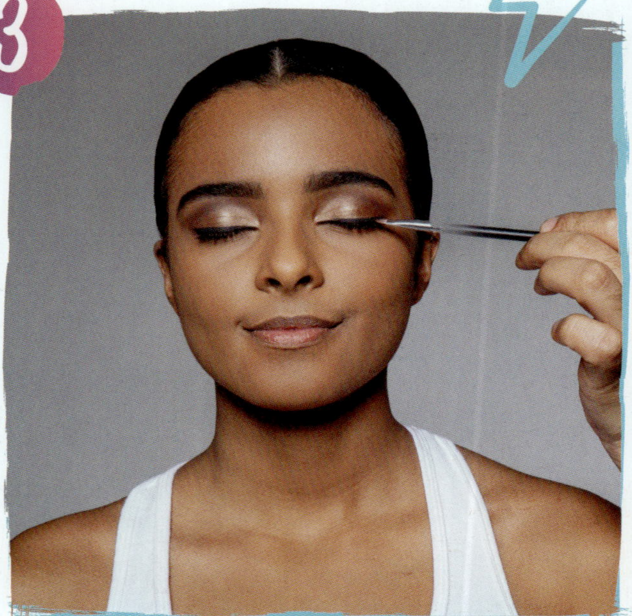

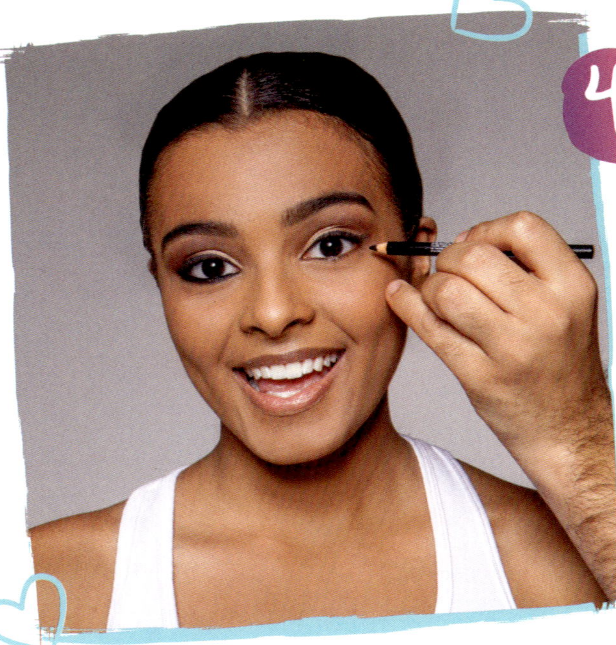

4

Agora vem a marca registrada dessa make: o lápis preto nos cílios inferiores. Ele deve ser aplicado na linha d'água e também rente aos cílios. Depois, dê uma leve esfumada para tirar o efeito de delineado do lápis.

5

Com a sombra dourada, faça um pontinho de luz no canto interno do olho. Para isso, uma dica é usar o pincel de esponjinha.

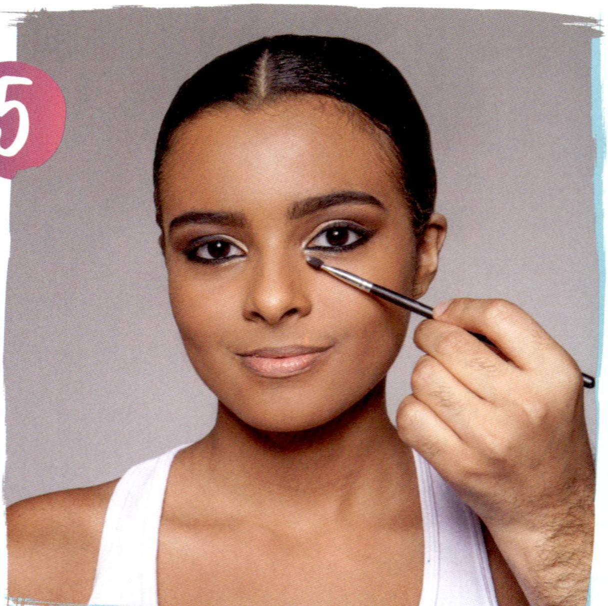

6

Aplique várias camadas de máscara.

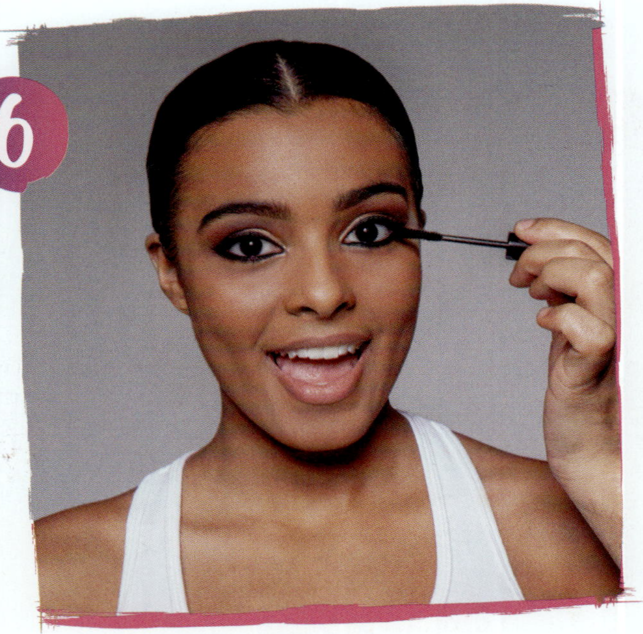

7

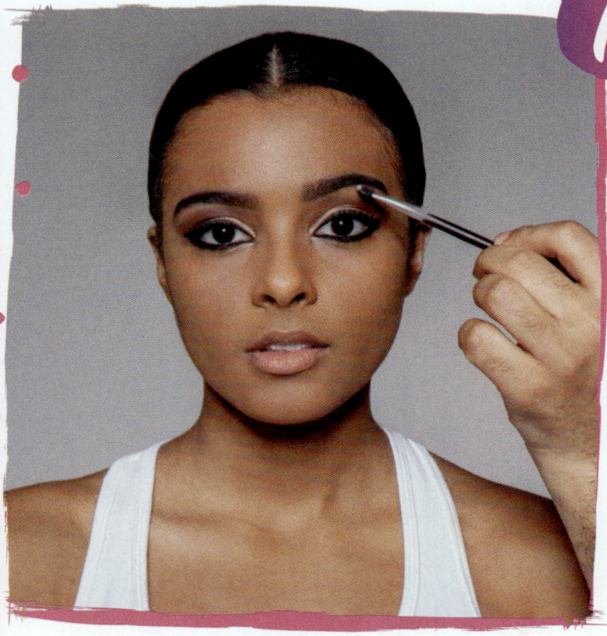

Finalize o olho com um toque de iluminador abaixo da sobrancelha, na parte onde o ossinho é mais alto. E, como sempre, esfume bem, tomando cuidado para não retirar nem espalhar demais o produto. O efeito deve ser sutil.

8

Deposite um pouquinho de iluminador no centro da testa, na ponta do nariz, no arco do cupido e nas maçãs do rosto. Esfume com um pincel vassourinha.

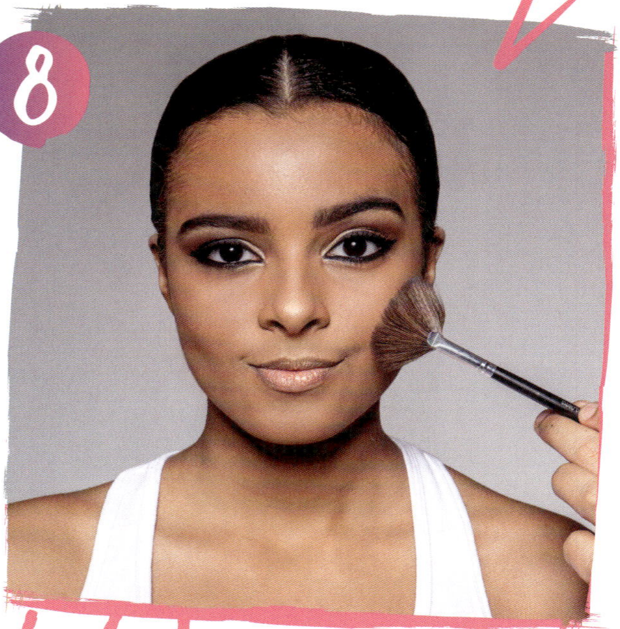

9

Passe um batom nude e, para dar um efeito *glow*, aplique um gloss por cima.

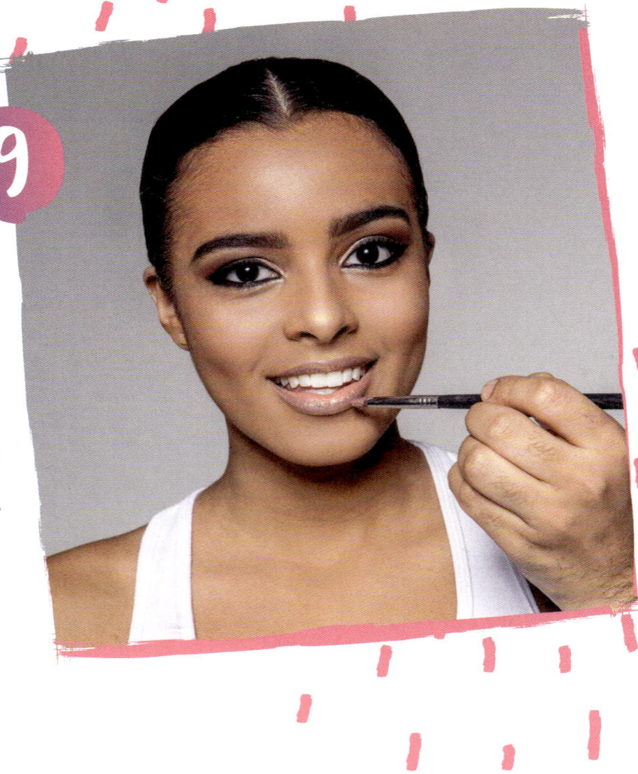

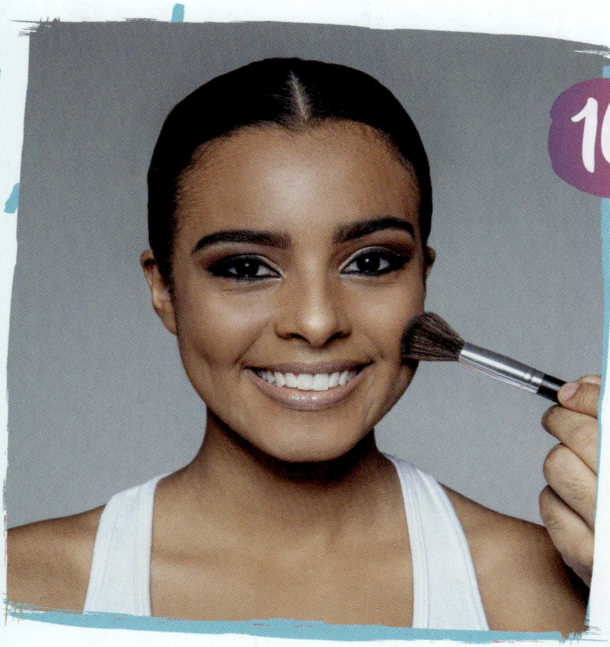

## 10

Um blush bronze dá o toque final. Lacrou!

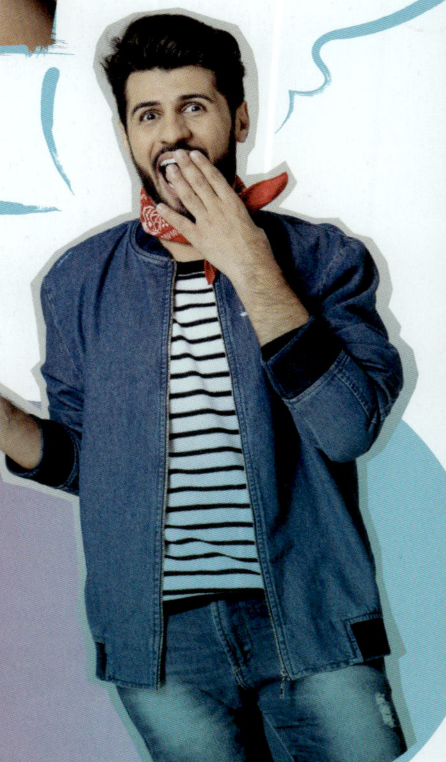

Arrasa!

## MINHA DICA

Vou dar uma dica que gosto muito para quem quer um pouco mais de destaque para a boca, mas ainda de maneira sutil: aplique o batom nude no contorno dos lábios, chegando mais ou menos até o meio. No centro, aplique outro batom, mais rosado, e, por fim, um gloss. O efeito é incrível de lindo e superdiscreto.

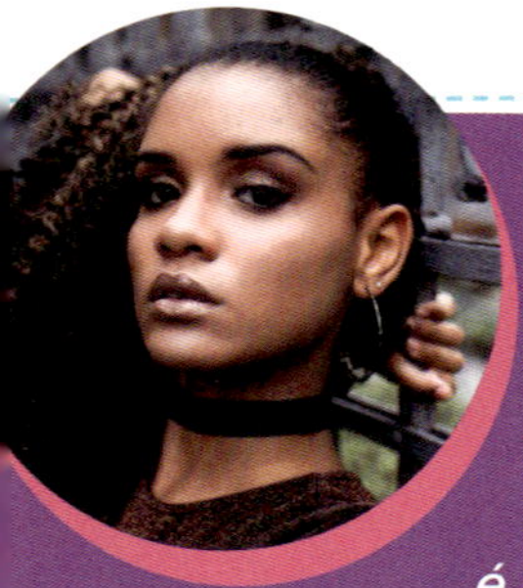

*"Sabe aquela pessoa em que você confia, literalmente, de olhos fechados, sem medo de ser feliz? Essa pessoa pra mim é o Ramon. Com toda maestria e delicadeza, sempre me deixa linda e contente comigo mesma. Acho que essa é a especialidade dele — e que deveria, certamente, ser de todos os profissionais da beleza. Quando ele chega, eu já fecho os olhos e digo: 'Ramon, sou sua tela, divirta-se'. E assim é a arte dele, com diversão, leveza e uma* beauty *daquelas. Conheci ele por meio da Lari Manoela, quando estivemos juntas filmando* Meus 15 anos*. A Lari, que já tinha meu coração, me apresentou quem o preencheria ainda mais, então rapidamente trouxe o Ramon pra minha vida também. Um dos poucos profissionais com tanto requinte artístico e versatilidade que conheço, respeito e amo. Seu talento tem que invadir o mundo e pintar todas as telas possíveis, pra fazer com que todas se sintam tão especiais quanto eu por tê-lo pra cuidar de mim. Eu amo o Ramon Amorim, meu eterno Romeu!"*

**HESLAINE VIEIRA**

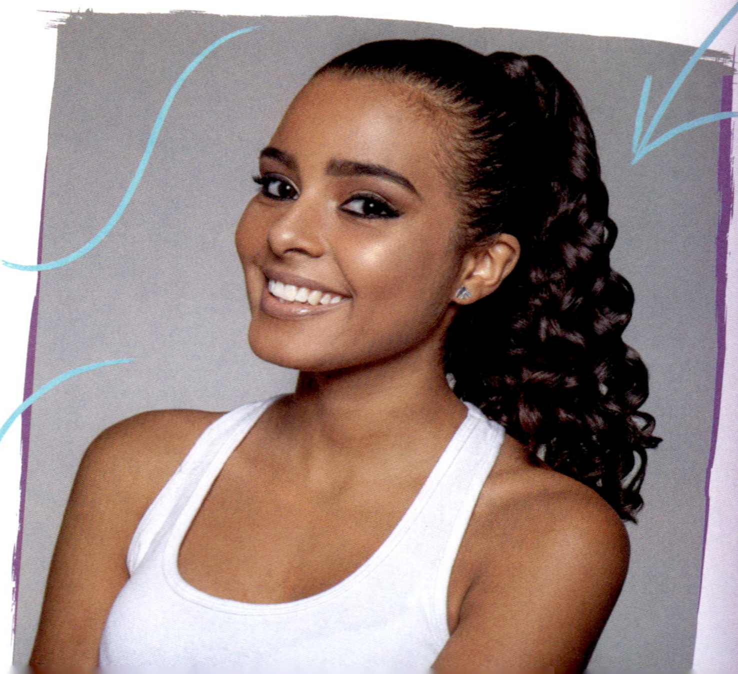

# Resultado

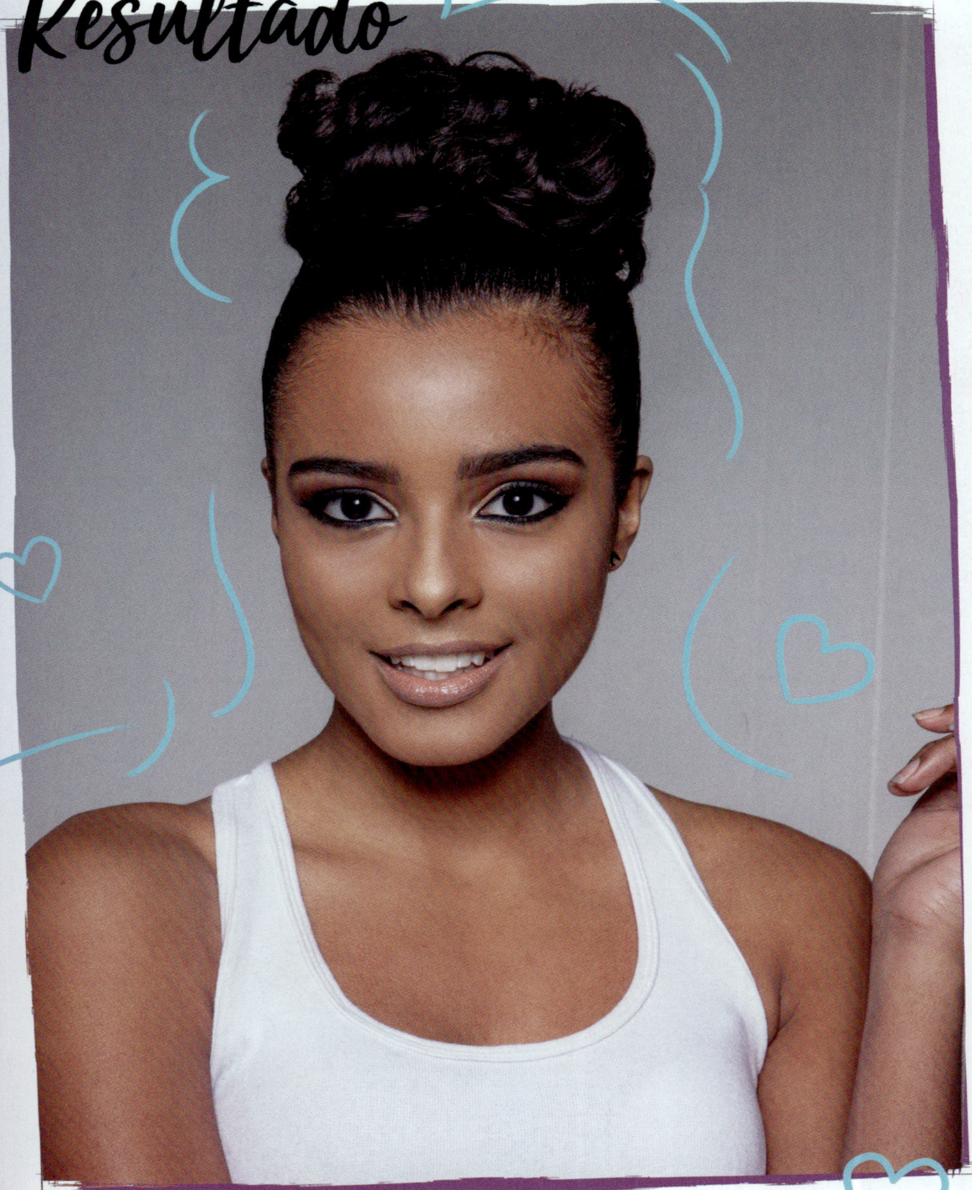

**Acho muito bapho combinar essa make com um rabo de cavalo alto.** Não importa se seu cabelo é liso ou encaracolado, o efeito sempre será incrível. Deixe os fios ao natural ou, se preferir, modele os cachos com babyliss ou faça uma escova rápida antes de prender no topo da cabeça. Depois, separe uma mechinha na parte de baixo do rabo e enrole-a sobre o elástico para dar acabamento. Prenda com um grampinho.

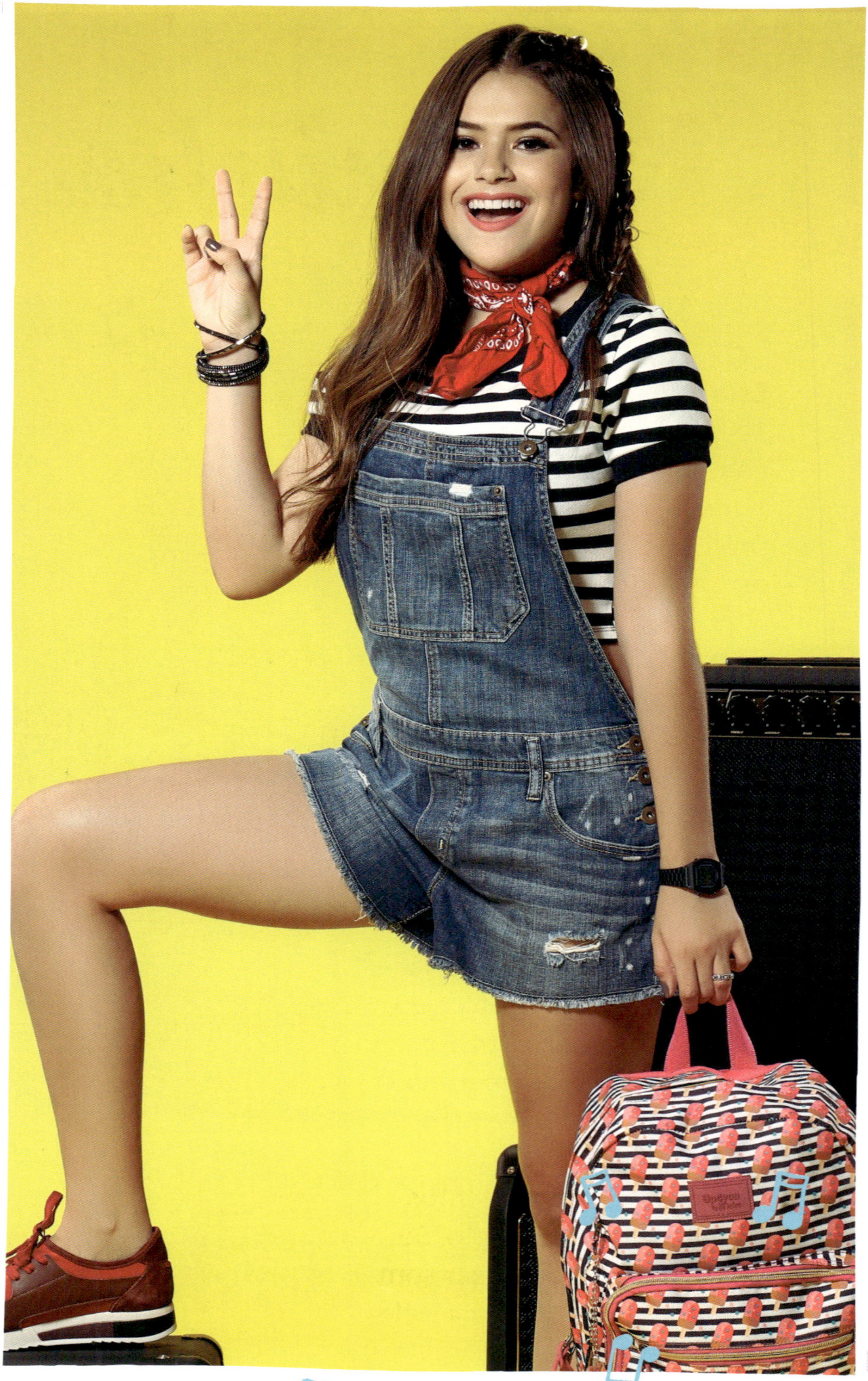

# Basiquinha

## MAISA SILVA

Esta maquiagem da Maisa foi feita para uma campanha publicitária. A ideia era fazer uma produção que pudesse ser usada durante o dia. Por isso, usei tons amarronzados para realçar o olho e um batom mais marcado. Uma coisa legal que rolou nesse dia foi que eu usei uma base diferente na Maisa e ela amou. Me disse que o produto deu uma cobertura incrível e, depois de aplicado, ela nem o sentiu na pele. Ficou perfeito e eu, feliz, porque adoro trazer novidades para as meninas. :) Por ser uma make bem suave, pode ser usada durante o dia, em eventos na escola, por exemplo. Se ficar demais, pode usar sem o iluminador e deixar a pele bem suave.

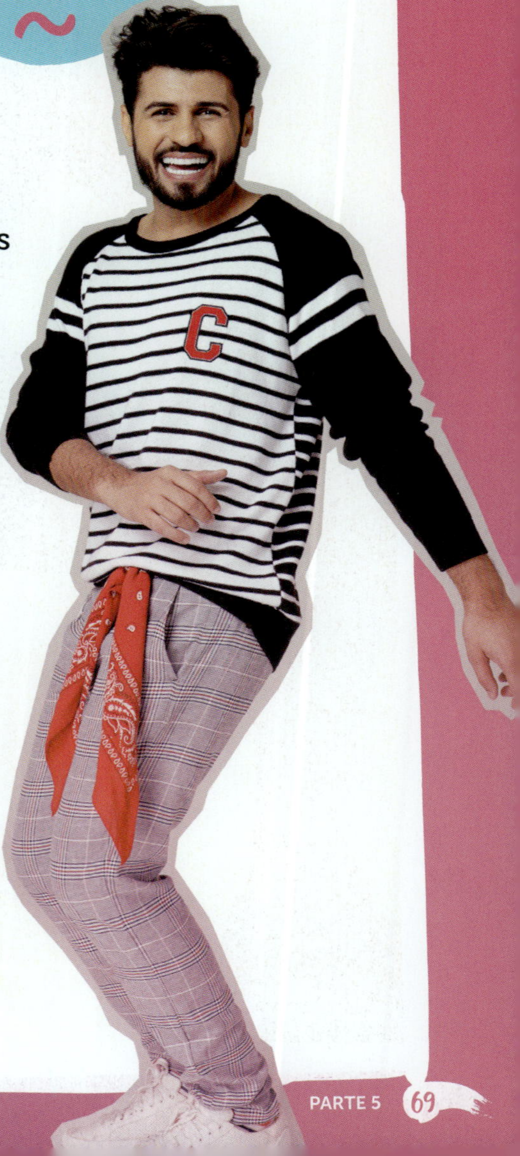

# Separe

## VOCÊ VAI PRECISAR DE:

- Sombra marrom cintilante
- Sombra marrom opaca*
- Lápis bege*
- Iluminador*
- Máscara*
- Blush rosado*
- Batom rosa matte

*Esses itens já fazem parte do nosso kit básico.

## 1

Aplique sombra marrom cintilante em toda a pálpebra móvel.

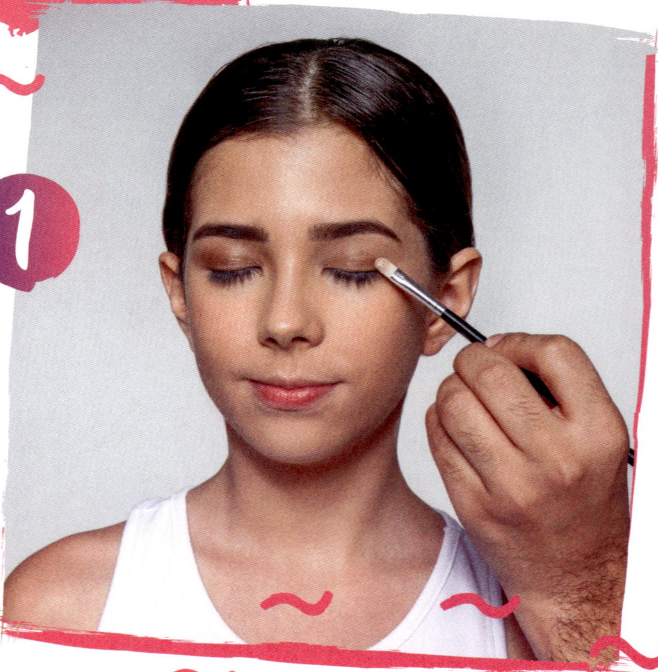

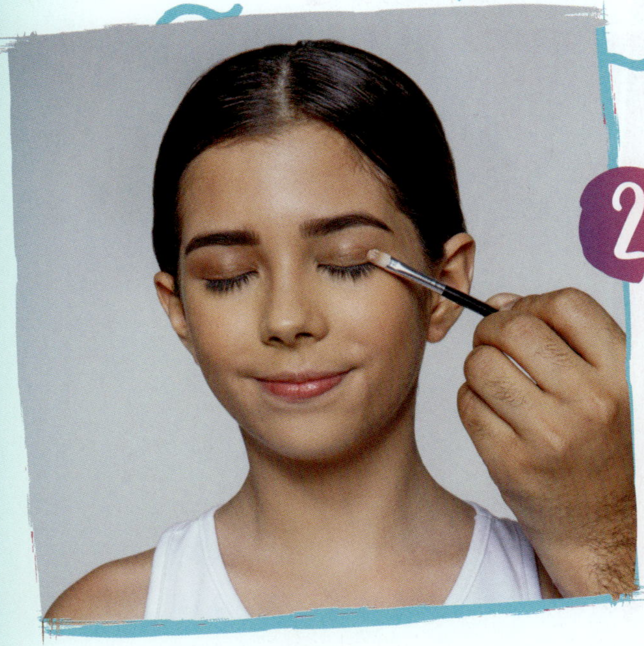

2

Marque o côncavo com sombra marrom, sem se esquecer de esfumar bem.

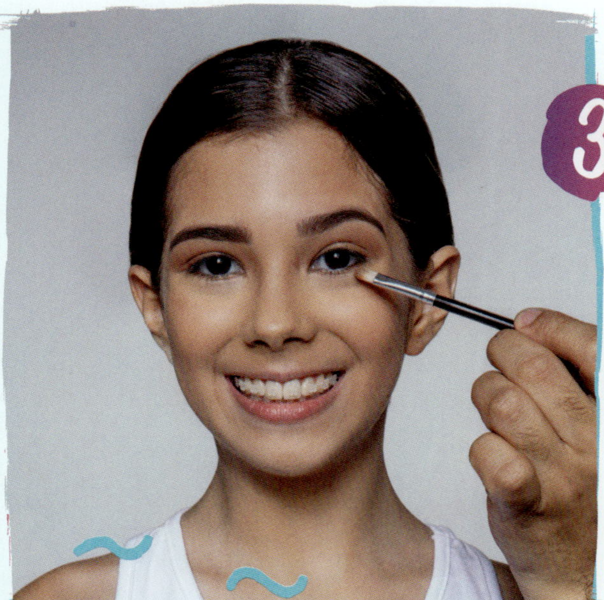

3

Contorne a pálpebra inferior com a mesma sombra do passo 1, bem rente aos cílios.

4

Passe lápis bege na linha d'água.

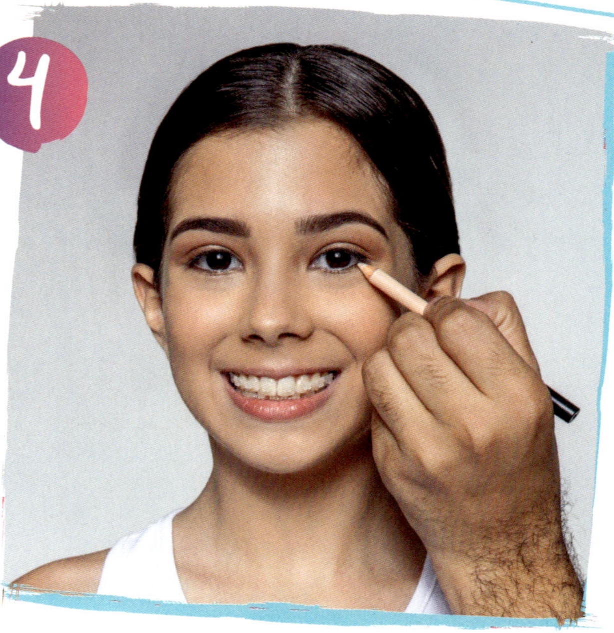

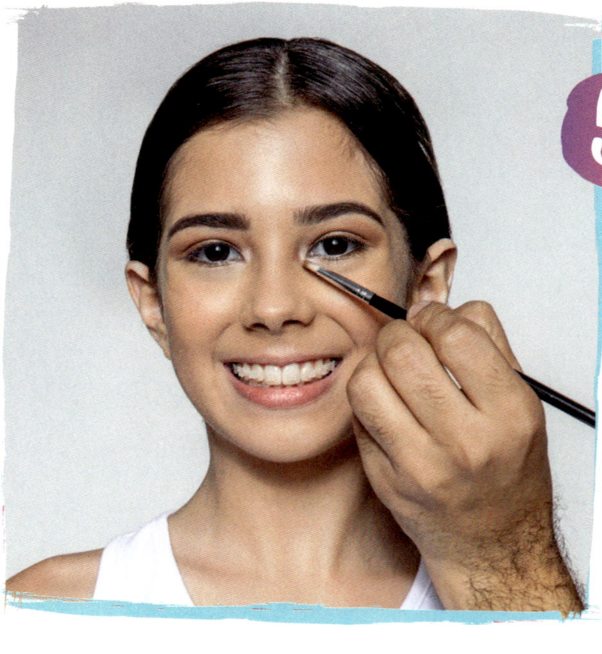

5

Faça um pontinho de luz no canto do olho, próximo ao nariz.

## 6

Passe várias camadas de máscara de cílios.

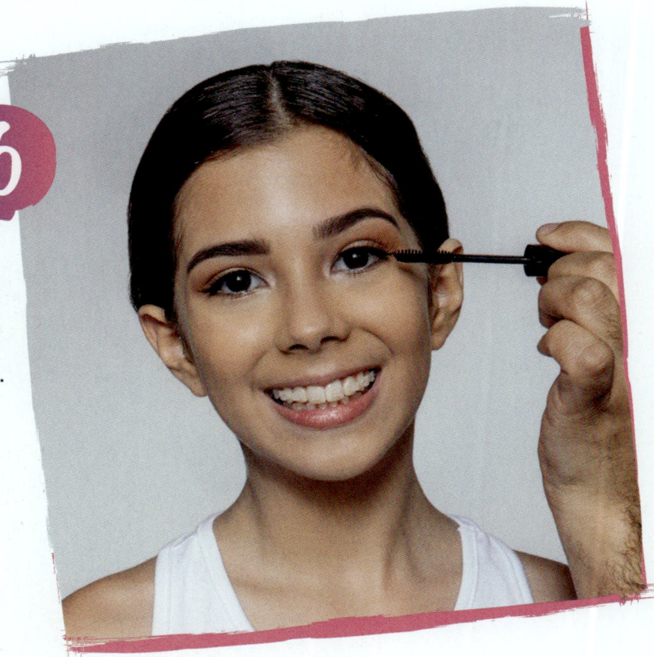

## 7

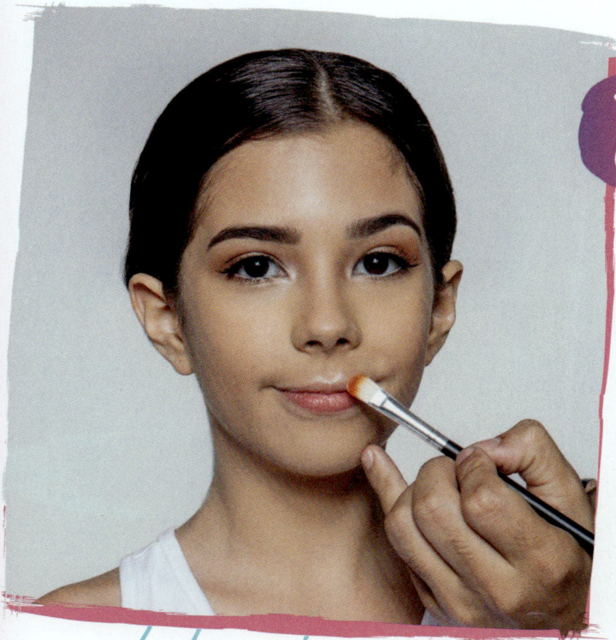

Com um pincel largo ou a pontinha do dedo indicador, passe iluminador no arco do cupido (uma dica excelente para dar mais volume para os lábios) e na ponta do nariz.

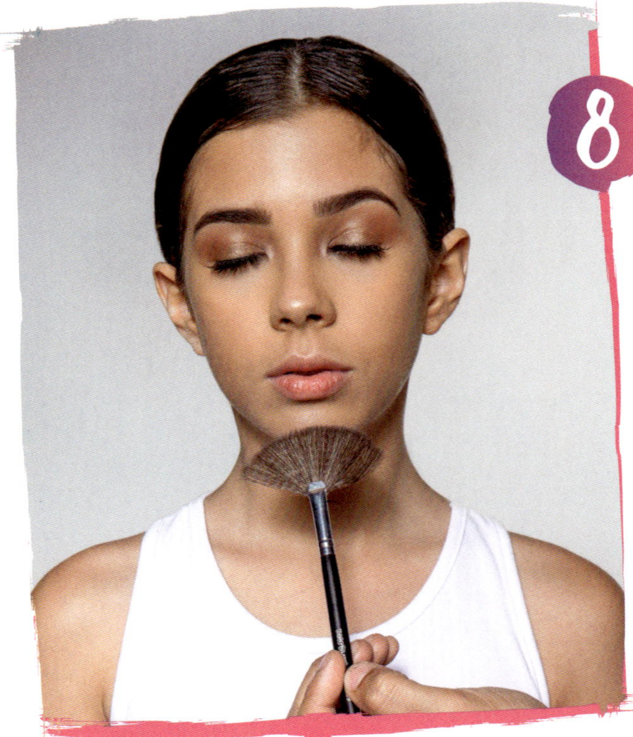

8

Ilumine também o queixo, de maneira sutil.

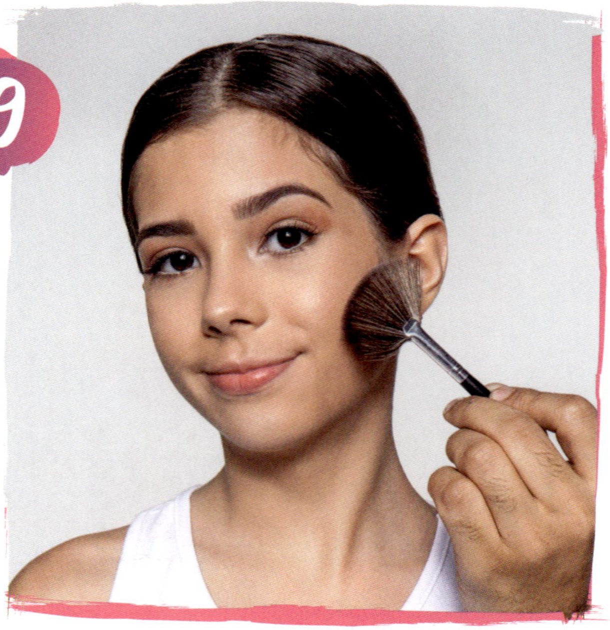

9

Um toque suave de iluminador nas maçãs vai dar aquele aspecto *fresh* que a gente tanto ama.

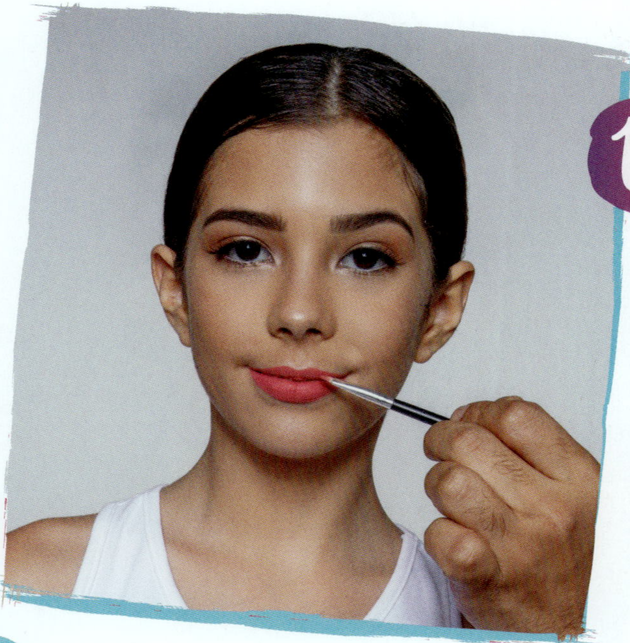

10

Aplique um batom rosa matte.

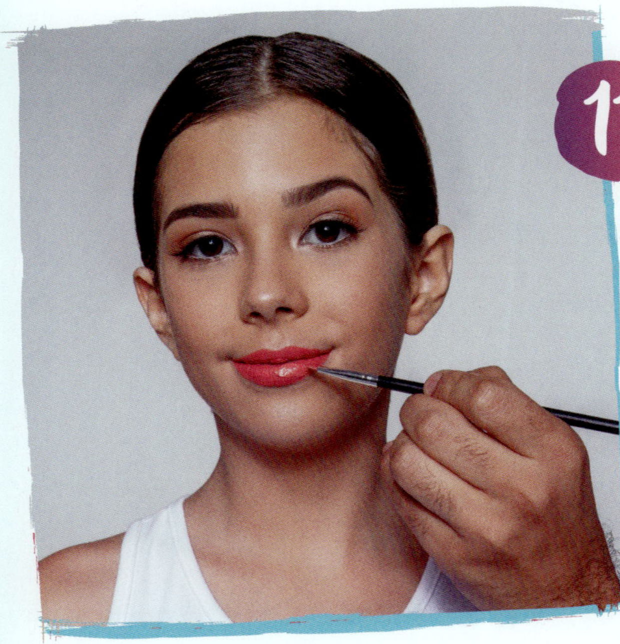

11

Com pincel, coloque um pouquinho de iluminador no centro dos lábios — pode ser o mesmo usado no rosto. Esfume bem.

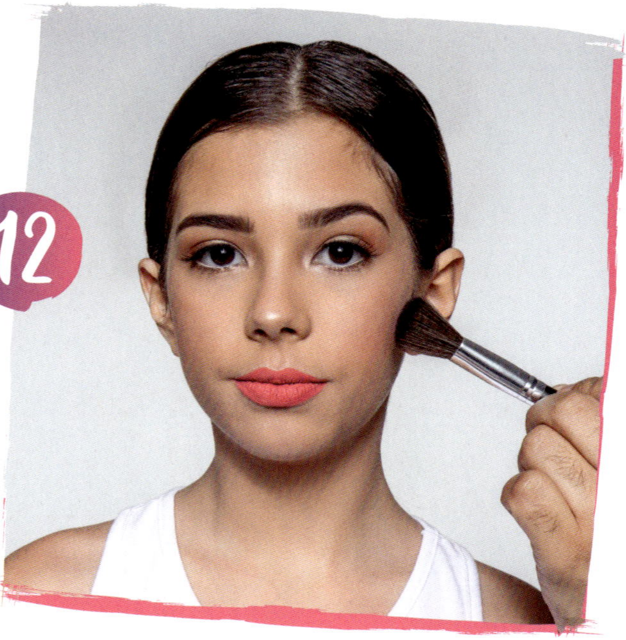

12

Finalize a produção com um toque de blush rosado.

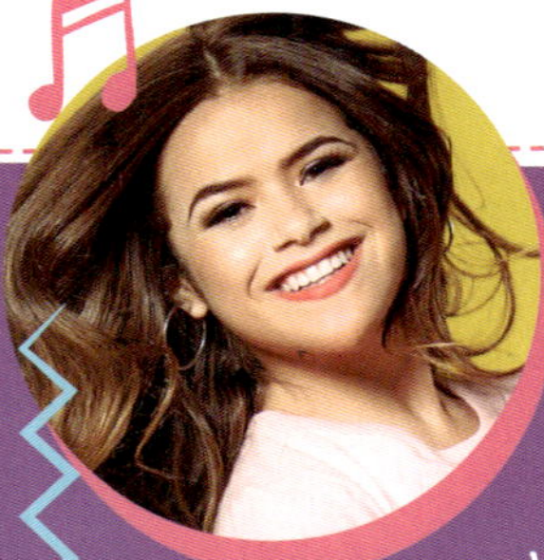

*"Sempre acompanhei o trabalho do Ramon porque ele maquiou muitas amigas minhas, inclusive a Lari, claro. E também já fui maquiada por ele várias vezes. Ele arrasa muito, amo cada proposta de cabelo e make que ele traz, sempre tem originalidade. Sem contar que é uma pessoa alto-astral. É muito divertido passar um tempo com ele porque a gente acaba dando muita risada e sai tudo lindo! Ele merece todo esse reconhecimento pelo seu trabalho. O céu é o limite para o Ramon!"*

**MAISA SILVA**

# Resultado

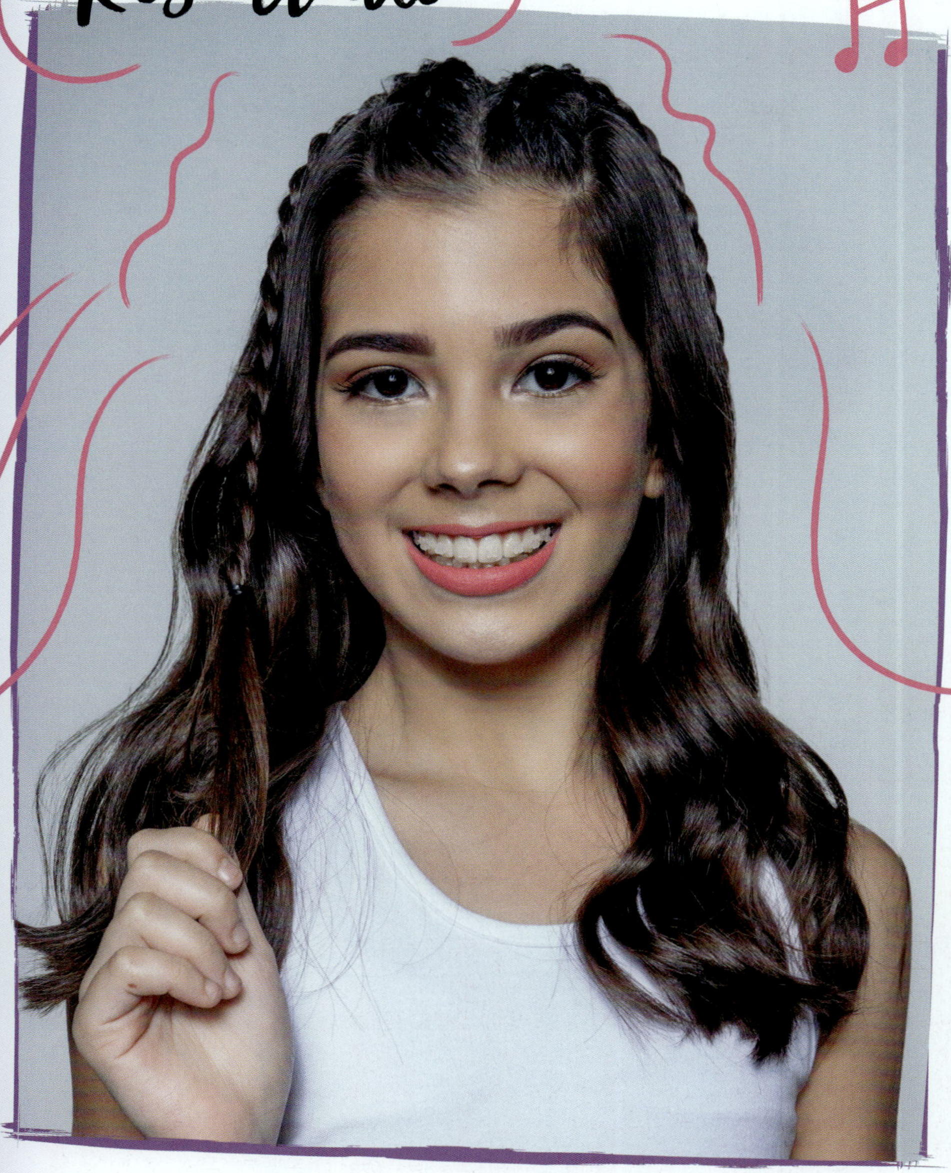

**Essa make, mais levinha, pode ser acompanhada por um penteado bem descontraído.** Minha sugestão são as tranças finas. Super em alta, elas deixam o visual arrumado, mas sem aquele ar de festa. Para fazer não tem segredo nenhum! É só trançar a partir da raiz e segurar as pontas com um elástico.

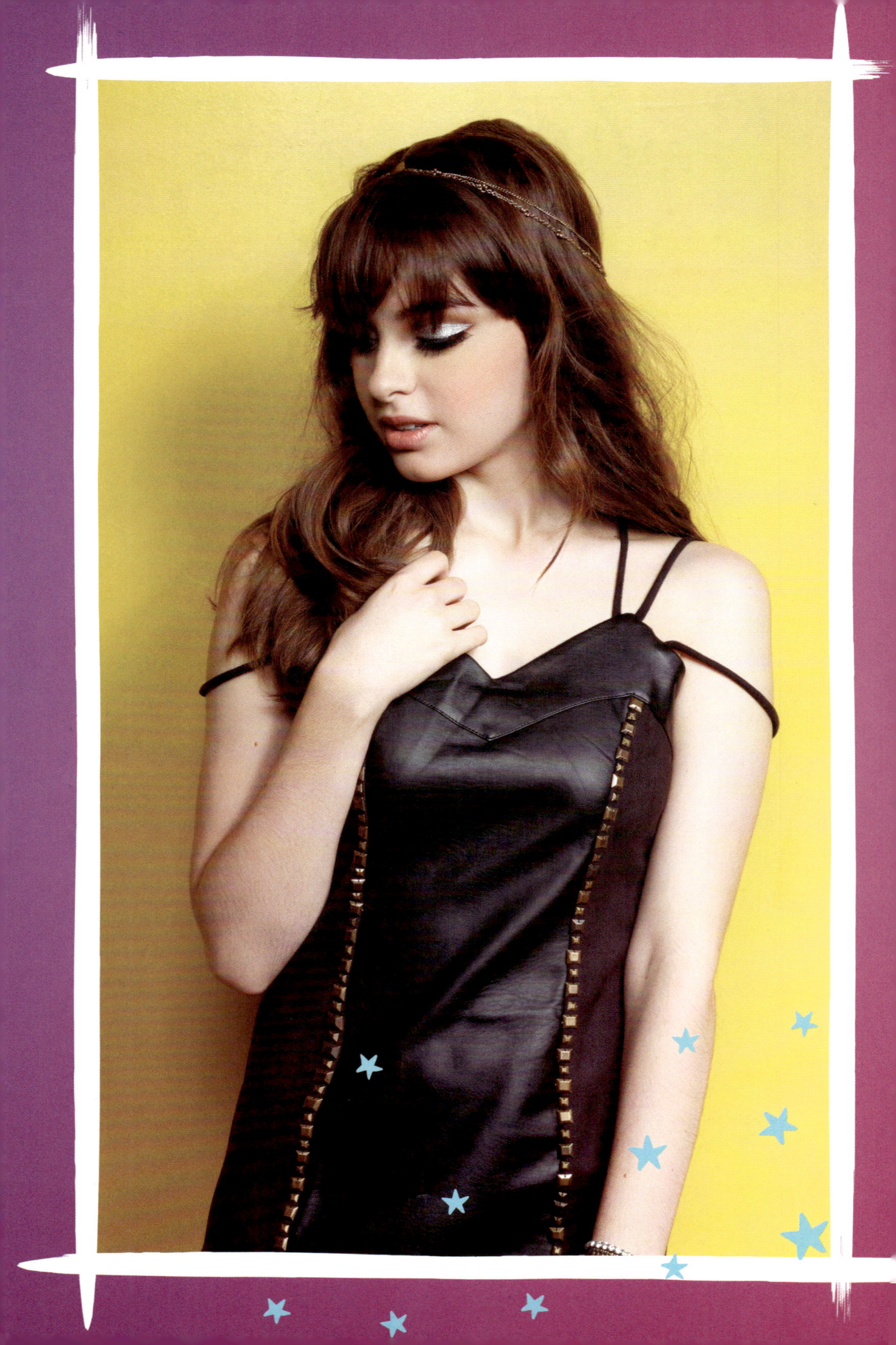

MAKE

# Vem brilhar!

## ~ ISABELLA MOREIRA ~

Eu batizei essa make de "puro *shine*". Dá pra ver por quê, né? A Bella ama um olho delineado, então, quando fomos fazer esse editorial, eu levei para ela essa proposta: um olho mais puxadinho, mas com sombra prata e sem o foco no delineado. Sim, sou desses, bem ousado, e o melhor foi que ela topou na hora. O resultado ficou incrível! Pelo efeito metalizado, é uma opção mara para usar no bloquinho de Carnaval. ;)

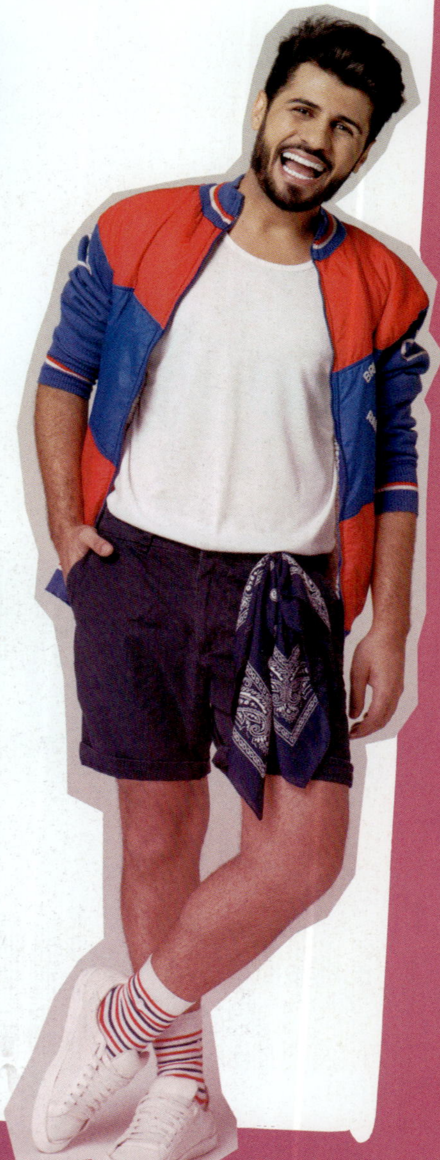

# Separe

## VOCÊ VAI PRECISAR DE:

- Sombra pérola
- Sombra marrom*
- Sombra prata
- Delineador
- Lápis branco*
- Máscara*
- Blush rosado*
- Batom rosa*

*Esses itens já fazem parte do nosso kit básico.

1

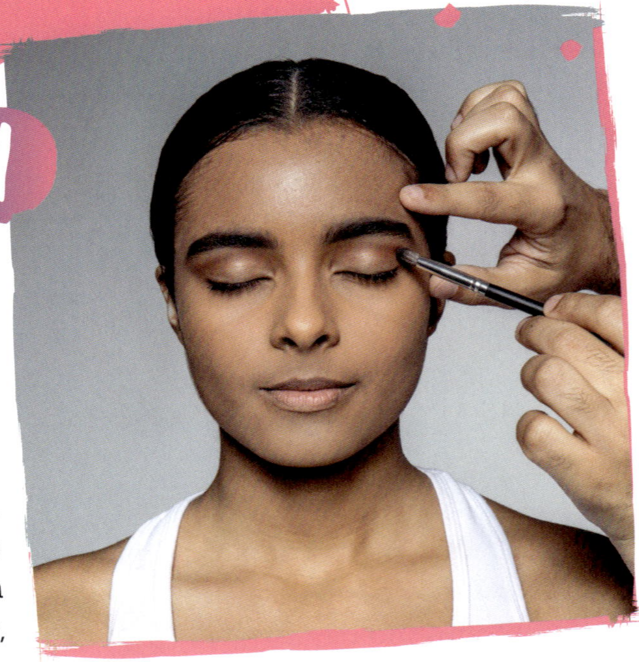

Passe sombra pérola, para fazer uma base, em toda a pálpebra móvel, esfumando até a raiz da sobrancelha. Marque o côncavo com sombra marrom. Depois, esfume.

2

Com um pincel fininho, faça um traço com sombra marrom na pálpebra inferior, bem rente aos cílios. Esfume bem e, com o pincel, una as sombras da pálpebra de cima e de baixo em um só esfumado, no canto externo do olho.

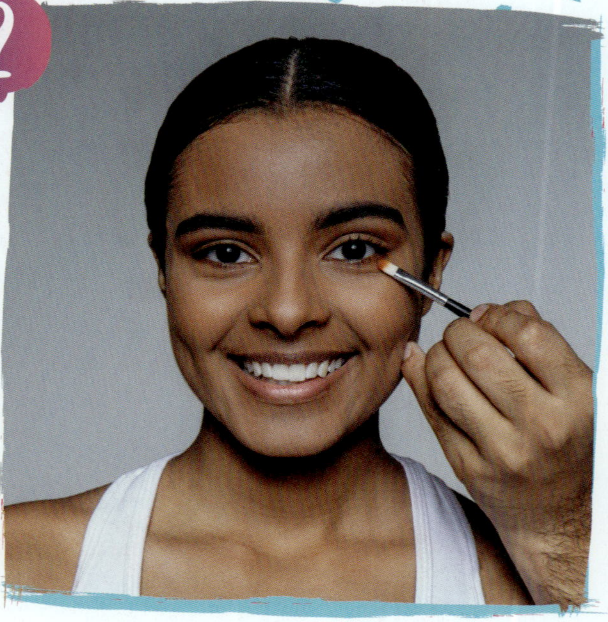

3

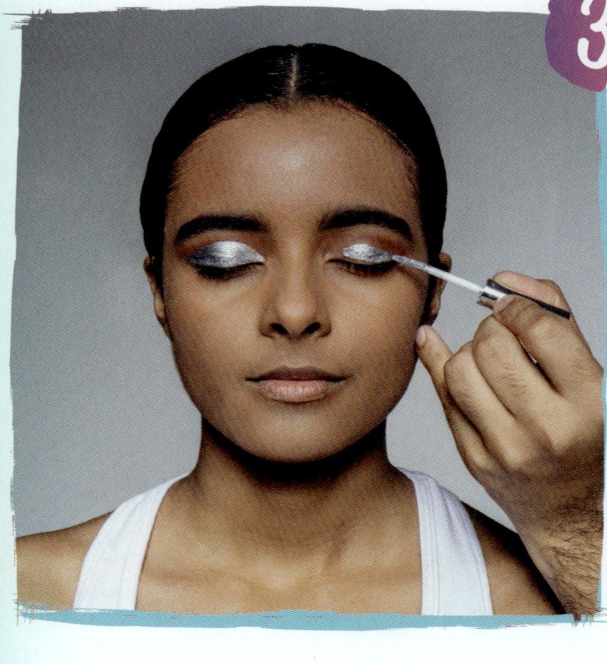

Agora vem a parte *shine* da make! Aplique a sombra prata em toda a pálpebra móvel, mas sem ultrapassar o côncavo, dando uma leve puxadinha para fazer o gatinho. Eu optei por usar uma sombra líquida cremosa, mas você pode usar outra, sempre se lembrando de umedecer o pincel antes.

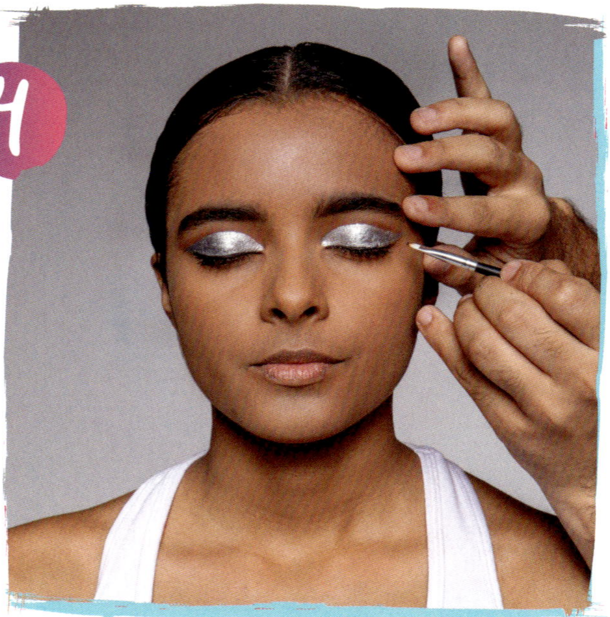

4

Use o delineador para dar acabamento e realçar o olhar, fazendo um traço fino.

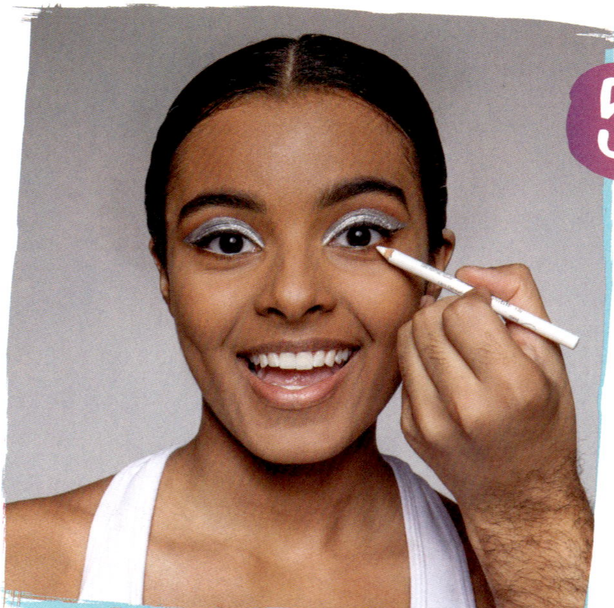

5

Com cuidado, aplique lápis branco na linha d'água.

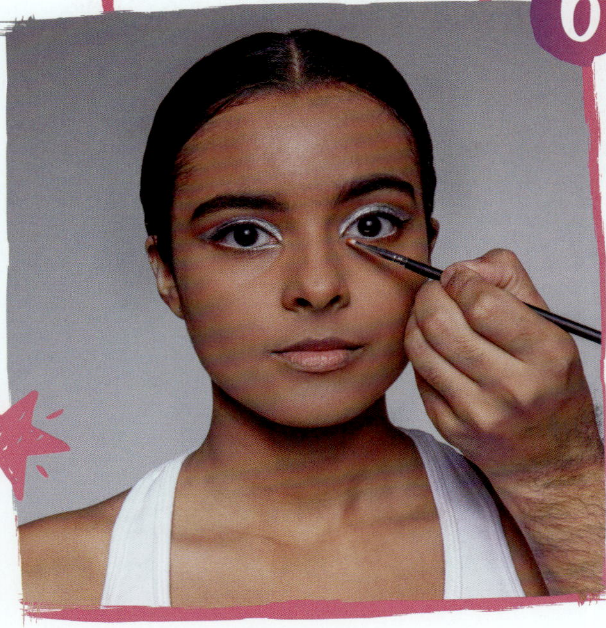

6

Com um pincel fino, faça um traço com a sombra prata na pálpebra inferior. Atenção: ele deve ser curto, ou seja, contornar até a metade do olho, partindo da região interna. Isso vai iluminar o olhar.

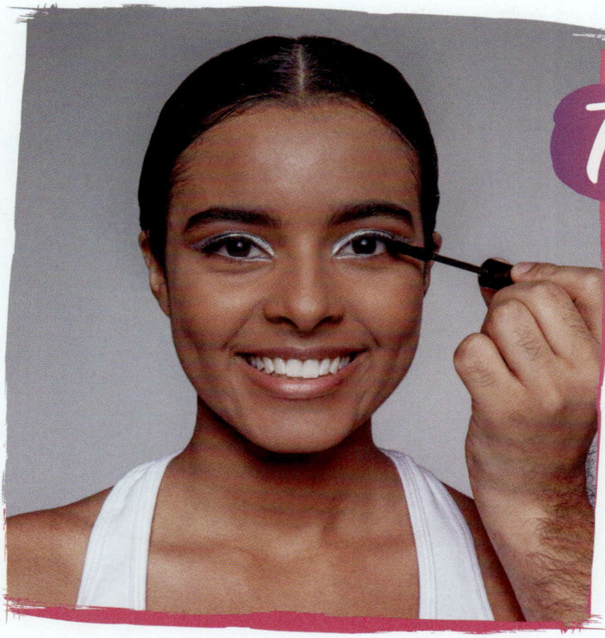

7

Capriche na máscara de cílios!

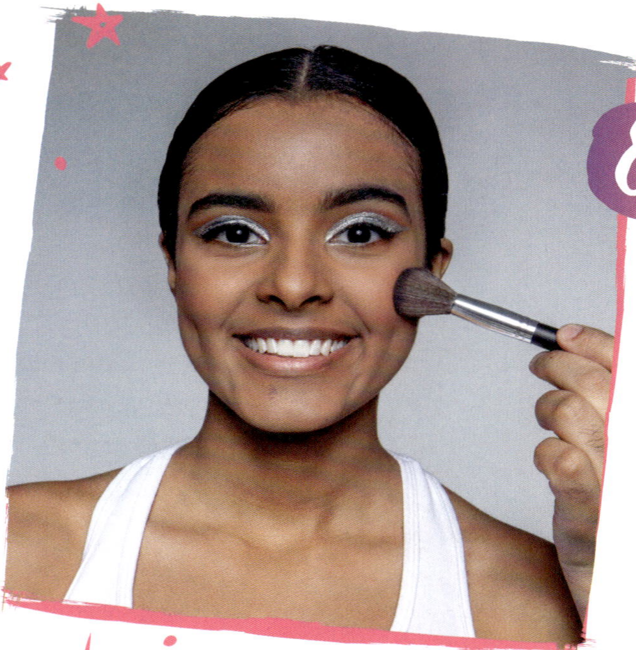

8

Um blush rosado complementa o look sem pesar.

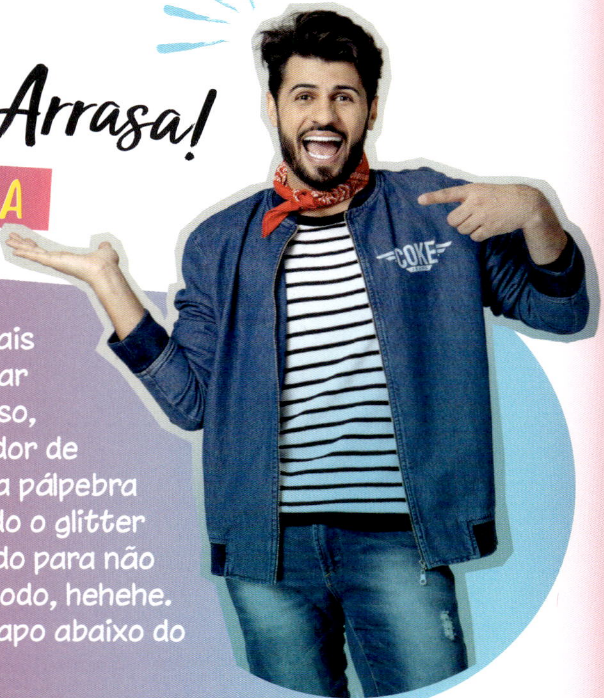

Arrasa!

MINHA DICA

Se quiser uma make ainda mais baphônica, use glitter no lugar da sombra. Só que, nesse caso, você vai precisar de um fixador de sombra. Aplique o produto na pálpebra e, em seguida, vá depositando o glitter com muita paciência e cuidado para não caírem partículas no rosto todo, hehehe. Uma dica é usar um guardanapo abaixo do olho, para aparar o que cair.

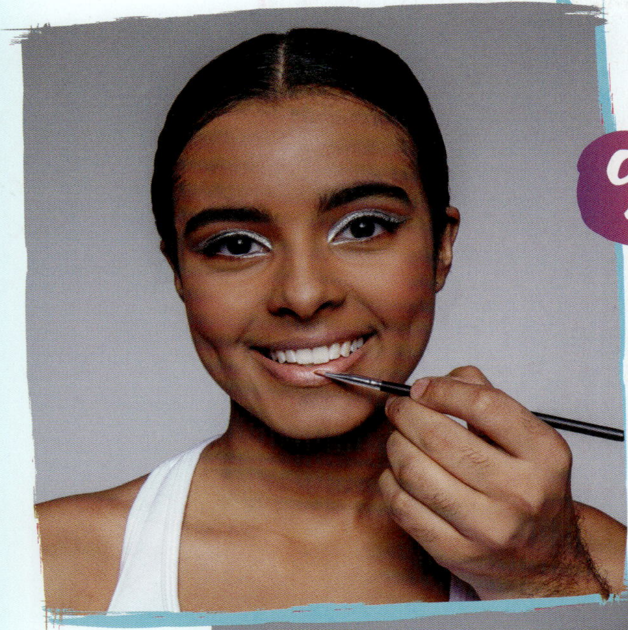

9

Para os lábios, escolha um tom de rosa suave.

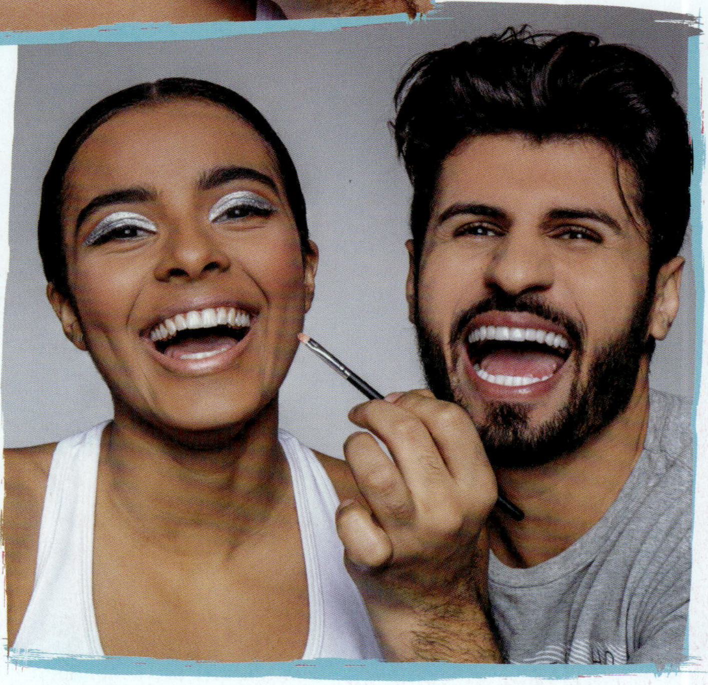

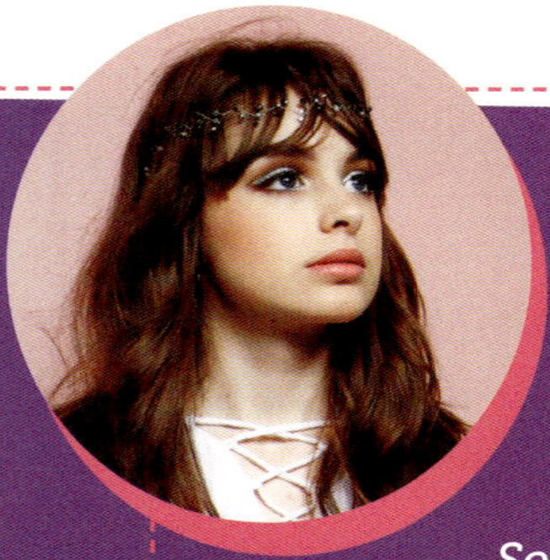

*"Conheci o Ramon no final de 2013, numa campanha. Eu e minha mãe havíamos visto um trabalho dele e o indicamos. E a partir daí foi amor à primeira vista. Sempre que podíamos, tanto para compromissos profissionais quanto na vida pessoal, a gente marcava com ele. Minhas irmãs também amam o trabalho dele, inclusive ele já veio em casa algumas vezes me maquiar para eventos. O Ramon é uma pessoa incrível, tem um astral maravilhoso, a gente fala a mesma língua. É um amigão. E, além de ser um profissional maravilhoso, devia ser comediante também, porque quando estamos juntos é só risada, só palhaçada (rs). Às vezes a gente tem que se concentrar senão a produção não sai! Eu amo esse jeito Ramon de ser. Ele consegue deixar a gente linda e com energia sensacional."*

**ISABELLA MOREIRA**

**Esse olhão é tudo e vai chamar bastante a atenção.** Para o penteado, faça algo próximo do que você costuma usar no dia a dia. A risca lateral, por exemplo, está em alta e emoldura o rosto. Ah, e se for preciso, modele os cachos com babyliss.

# Resultado

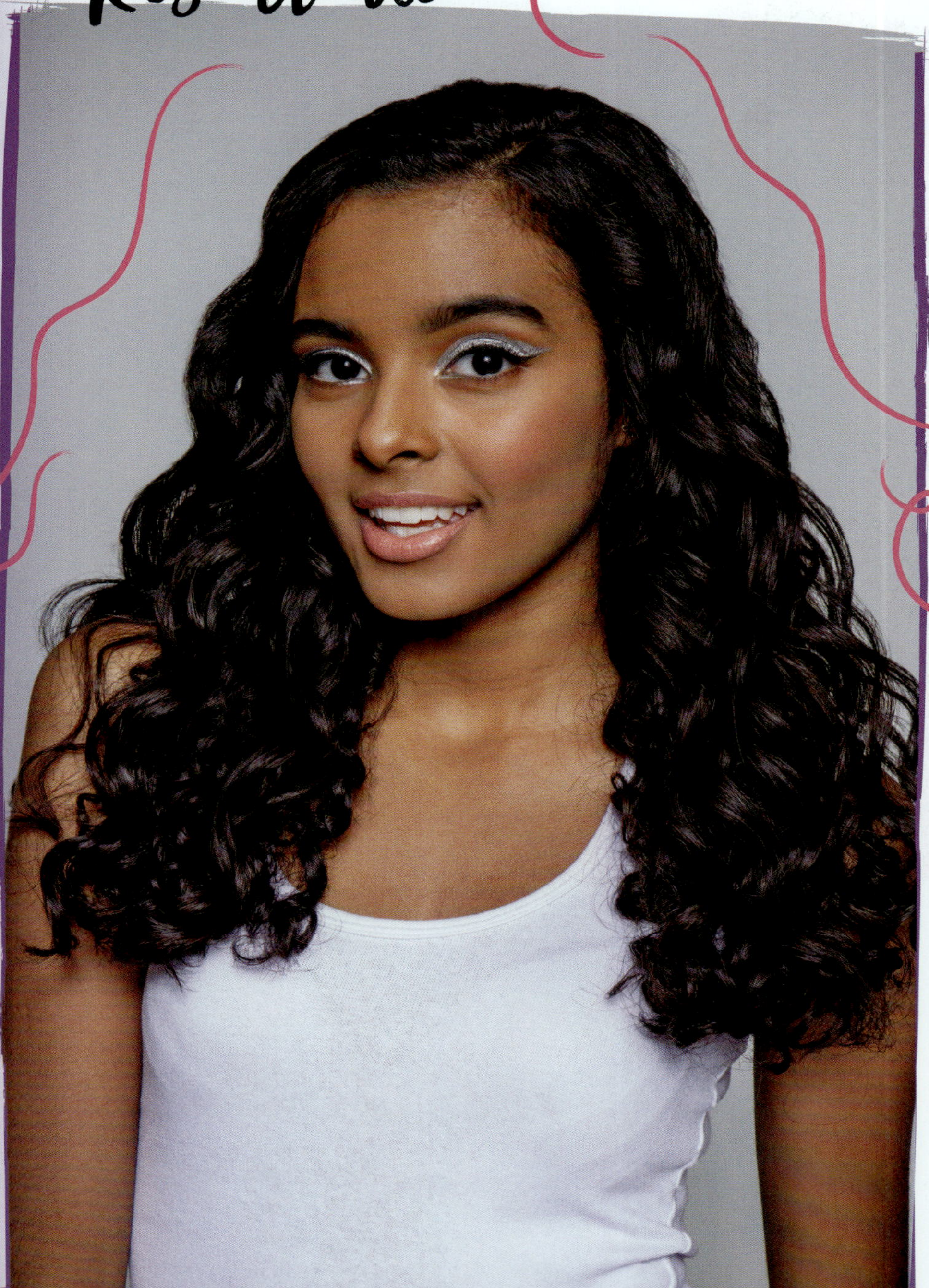

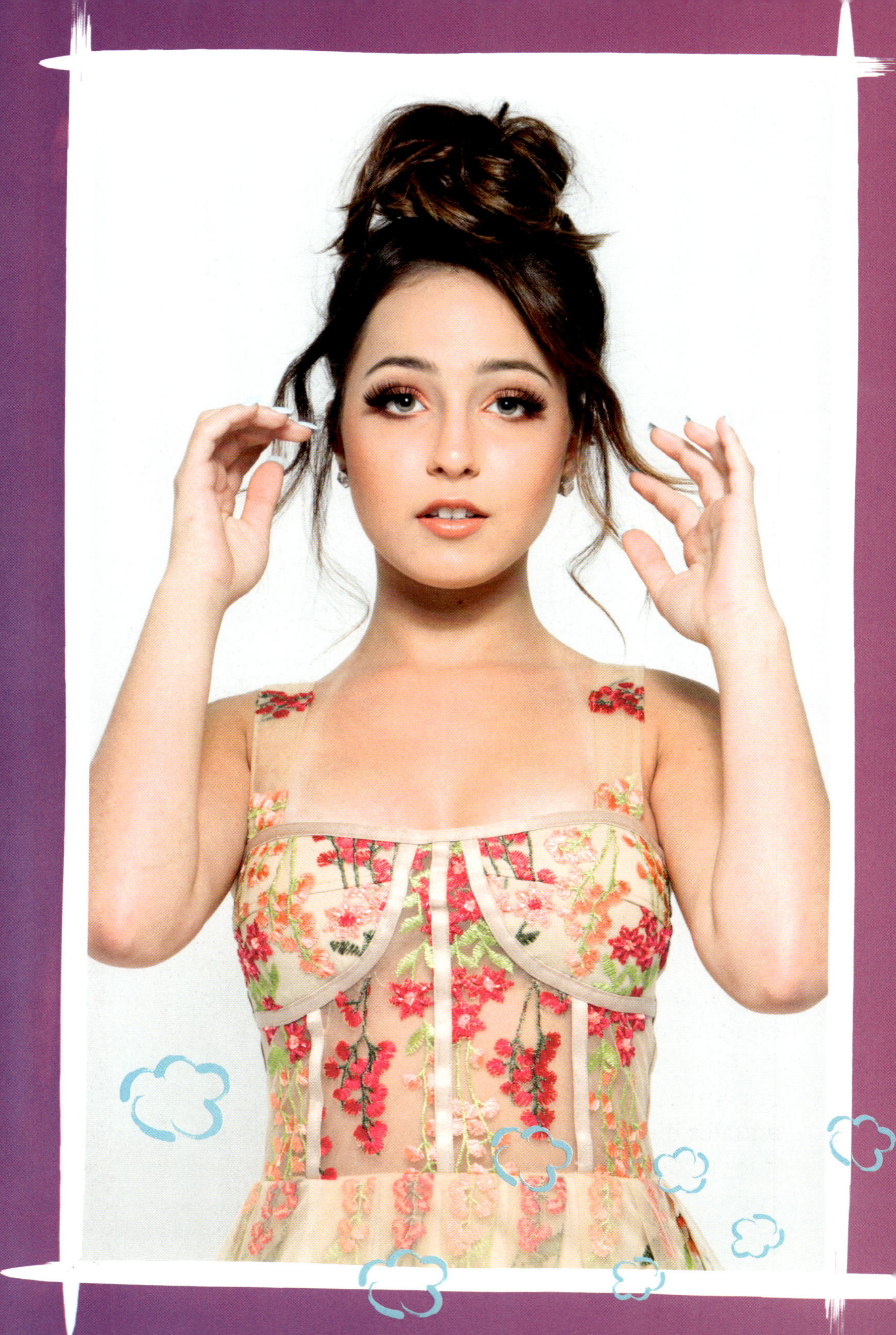

# Super fresh!

## ~ MHARESSA ~

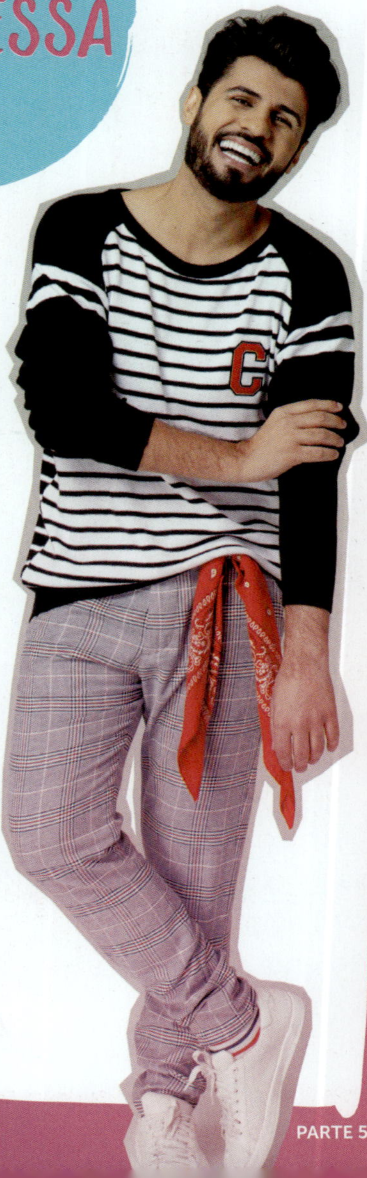

Eu tinha acabado de voltar de Londres e trazido uma paleta de sombras baphônica. Estava louco para testá-la. Então, no dia das fotos da Mharessa, escolhi uma das cores mais lindas, o laranja, para fazer a make. A equipe estranhou muito a proposta, foi tenso! Mas, quando viram o resultado final, todos a-ma-ram. Eu tenho essa ousadia de arriscar, mesmo com medo. O laranja não era nem a cor da estação, mas resolvi usar... E deu supercerto. Então, essa make é justamente para aqueles dias em que você quer se destacar, sair do comum e se jogar.

# Separe

## VOCÊ VAI PRECISAR DE:

- Sombra pérola
- Sombra laranja
- Sombra marrom* ou cobre
- Lápis branco*
- Iluminador*
- Máscara*
- Batom laranja

*Esses itens já fazem parte do nosso kit básico.

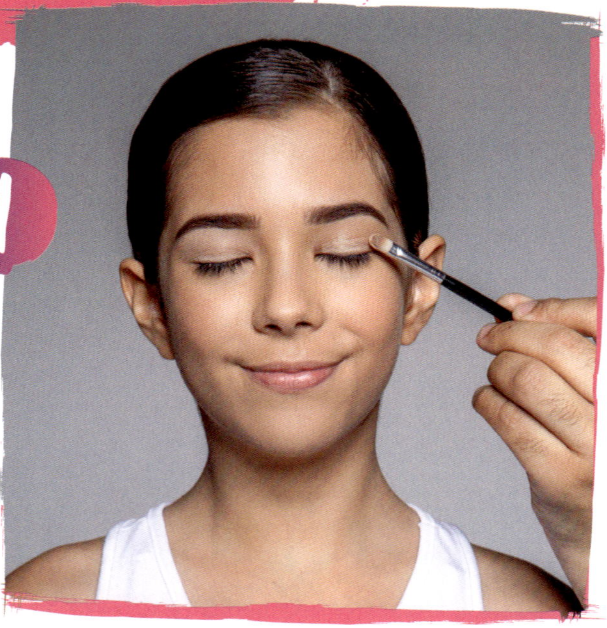

1

Com o pincel úmido, espalhe sombra pérola na pálpebra superior. Para ajudar, você pode deixar um copinho de plástico pequeno com água ao seu lado enquanto faz a make.

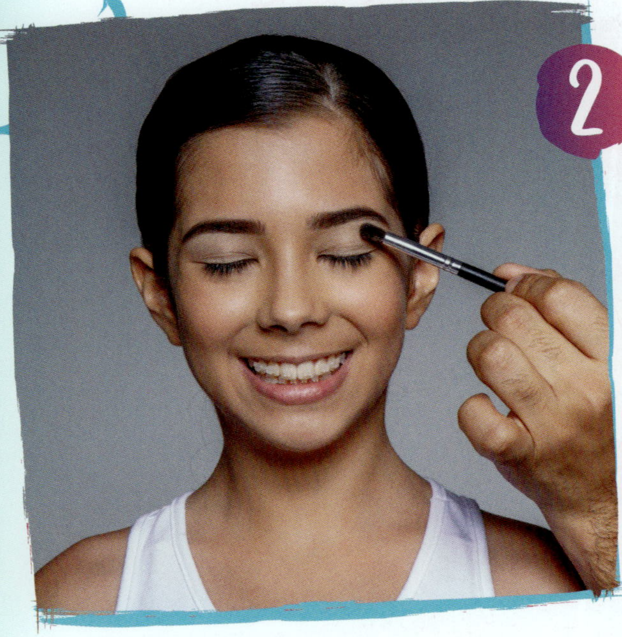

2

Esfume sombra marrom no côncavo, em movimentos de vai e vem, até ficar bem sutil.

3

Deposite a sombra laranja na pálpebra superior, cobrindo a sombra pérola.

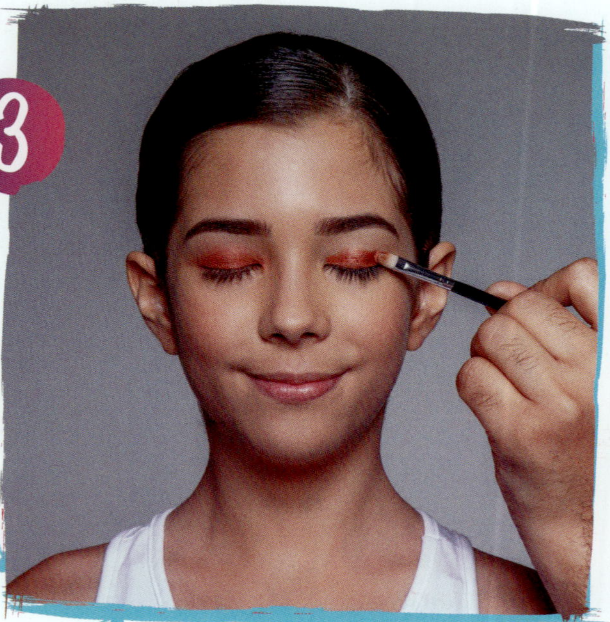

4

Com um pincel fininho, faça um traço de sombra laranja na pálpebra inferior, bem próximo aos cílios.

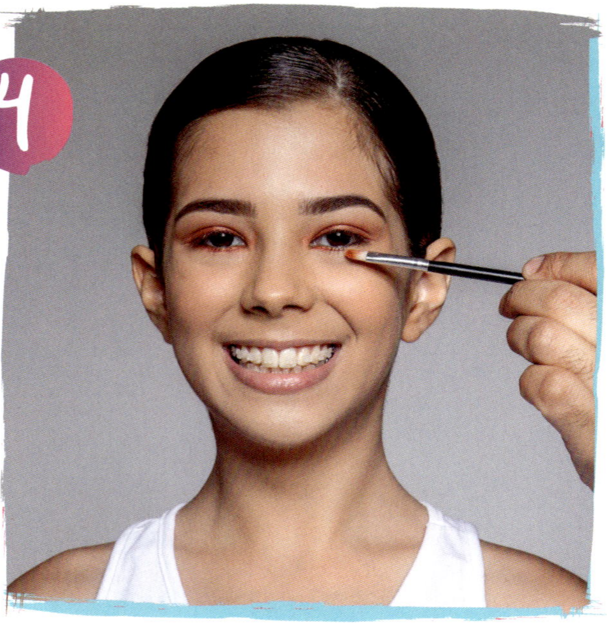

5

Passe lápis branco na linha d'água. Ele é ótimo para abrir o olhar!

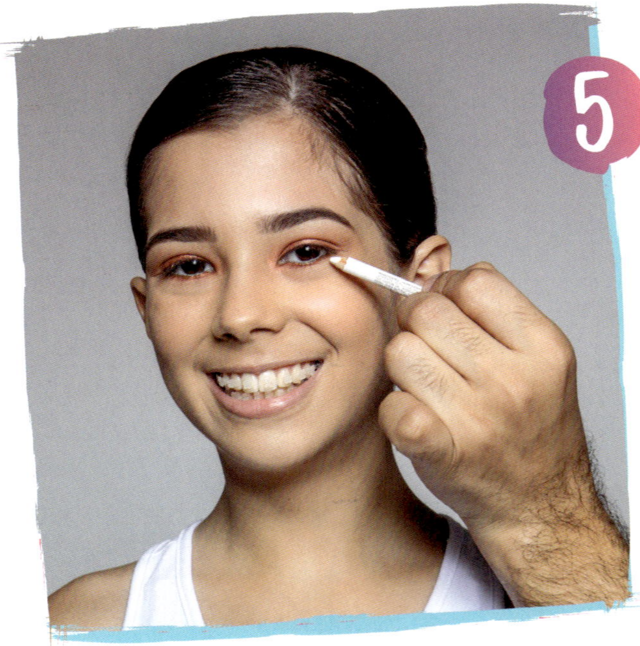

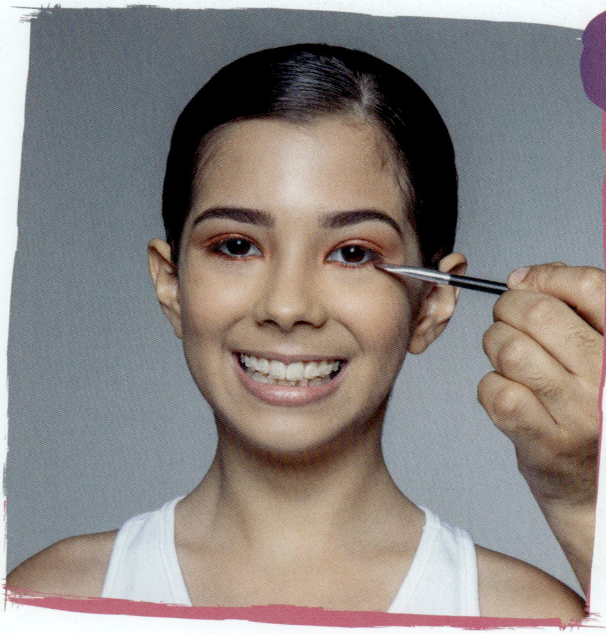

6

Faça um traço, bem fininho, com sombra marrom ou cobre, apenas no canto da pálpebra inferior. Ele fica quase imperceptível, mas faz toda a diferença no look porque dá profundidade ao olhar.

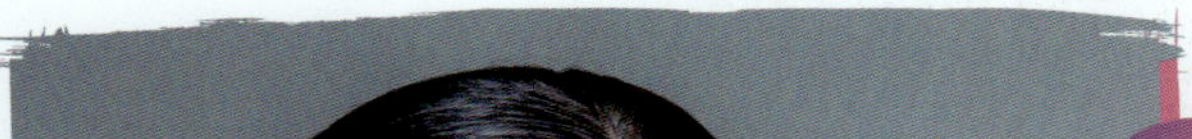

7

Faça um pontinho de luz com sombra pérola ou iluminador, no canto dos olhos, próximo ao nariz.

8

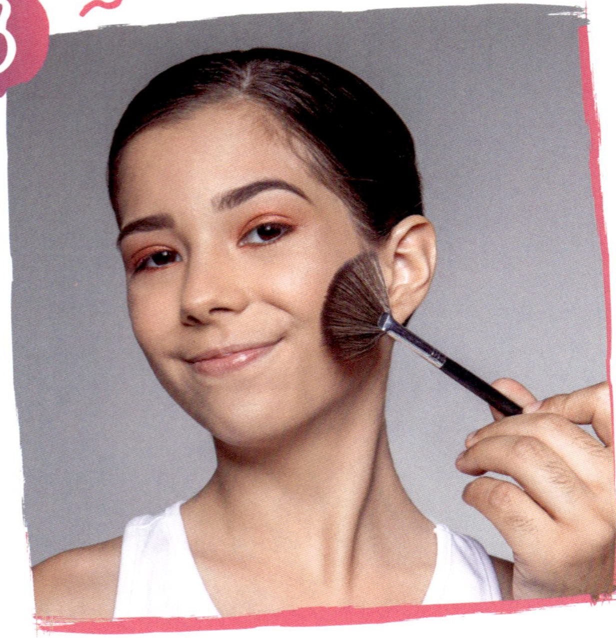

Ilumine a zona T (ou seja, centro da testa, ponta do nariz, arco do cupido e centro do queixo) e maçãs do rosto. Atenção: coloque pouco produto e esfume bem, tá? Ah, e se não quiser chamar a atenção para a testa, é só não aplicar iluminador nessa região. **;)**

9

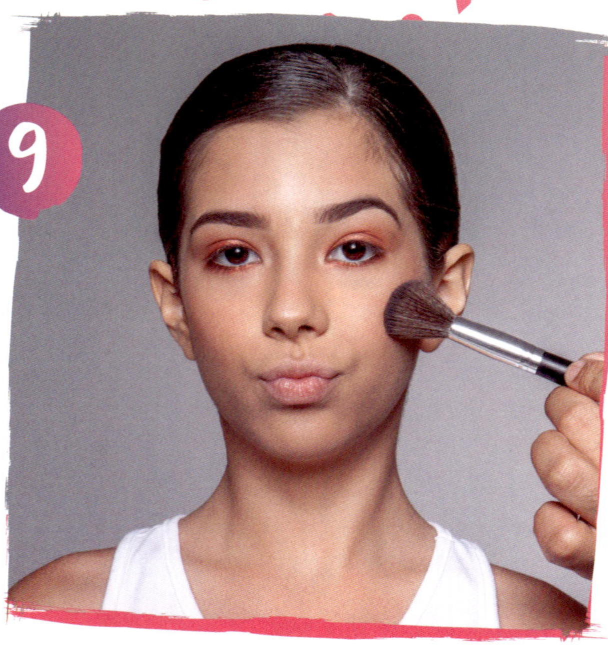

Aplique blush alaranjado logo abaixo do local onde você aplicou o iluminador.

10

Passe muitas camadas de máscara. Pode abusar **(rs)**!

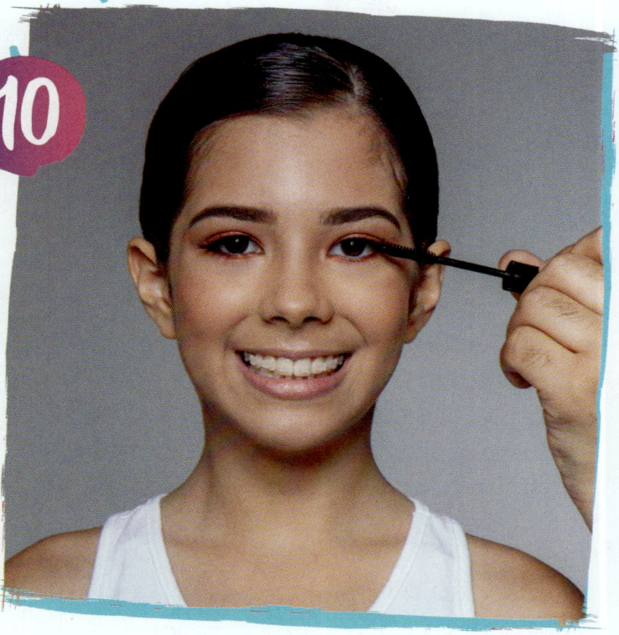

11

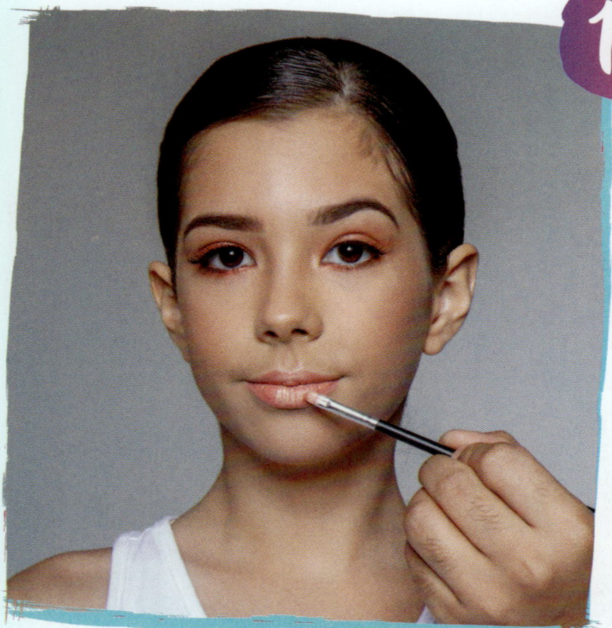

O toque final é o batom, também na cor laranja. Espalhe sobre todo o lábio, espere secar e, com um pincel, aplique um tiquinho de iluminador no centro. Pode ser a versão em pó, dando suaves batidinhas. Esse truque vai deixar sua boca incrível!

Arrasa!

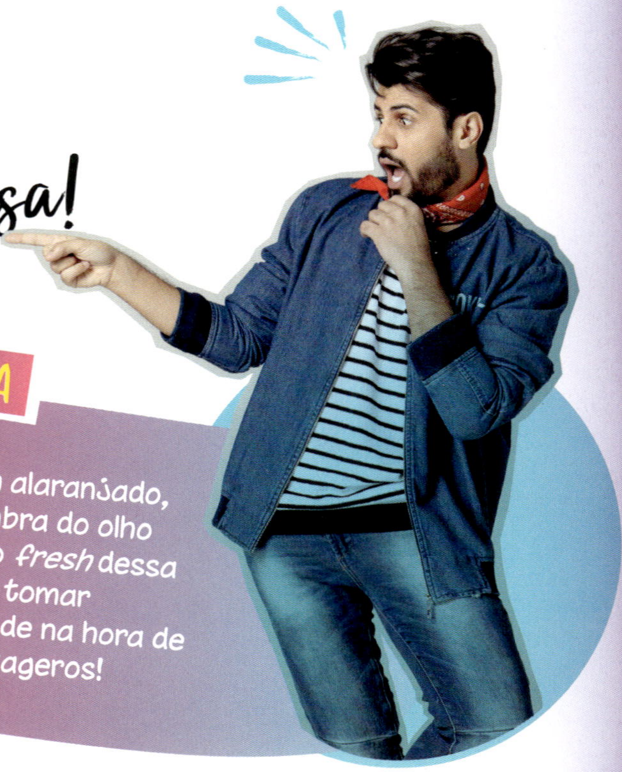

## MINHA DICA

Se você não tiver blush alaranjado, vale usar a mesma sombra do olho para conseguir o efeito *fresh* dessa make. Nesse caso, é só tomar cuidado com a quantidade na hora de aplicar. Ou seja, sem exageros!

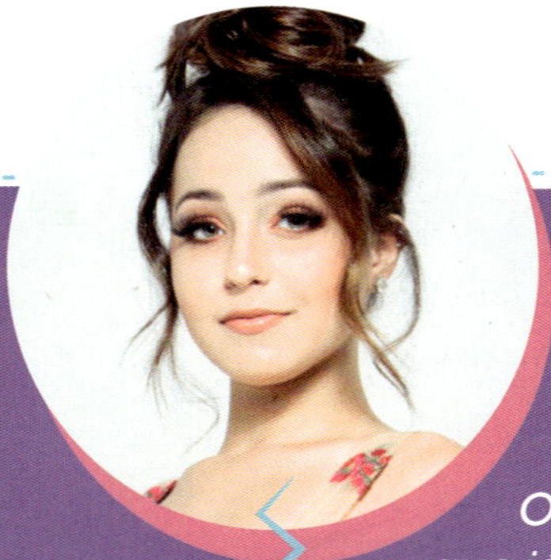

*"O que dizer de Ramoooooona??? Sou apaixonada pela pessoa e pelo profissional que tive o prazer de conhecer e com quem amo trabalhar. O Ramon é um dos melhores maquiadores que já passaram pela minha vida, além de ser uma pessoa totalmente transparente e amiga!!! Sou muito feliz em ver o sucesso dele a cada dia e torço pra que seja sempre assim. Grata pelos momentos de sempre."*

**MHARESSA**

# Resultado

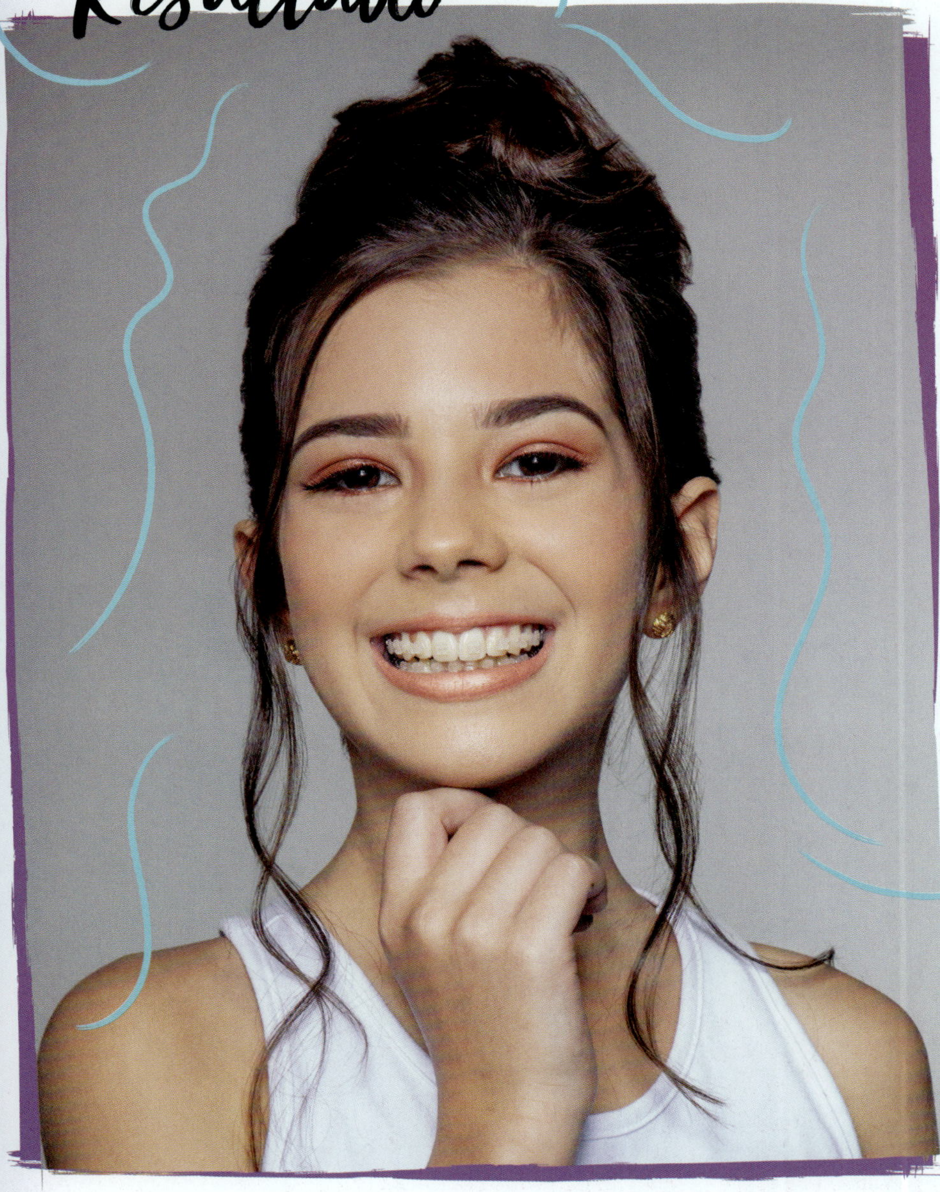

**Que tal um coque alto podrinho para combinar com o ar descolado dessa produção?** Não tem segredo: prenda o cabelo no alto da cabeça e aí é só brincar — faça o coque como preferir, tomando o cuidado de esconder bem todos os grampos sob os fios. Deixe algumas mechinhas soltas ao lado do rosto. A ideia é ficar com cara de bagunçadinho mesmo.

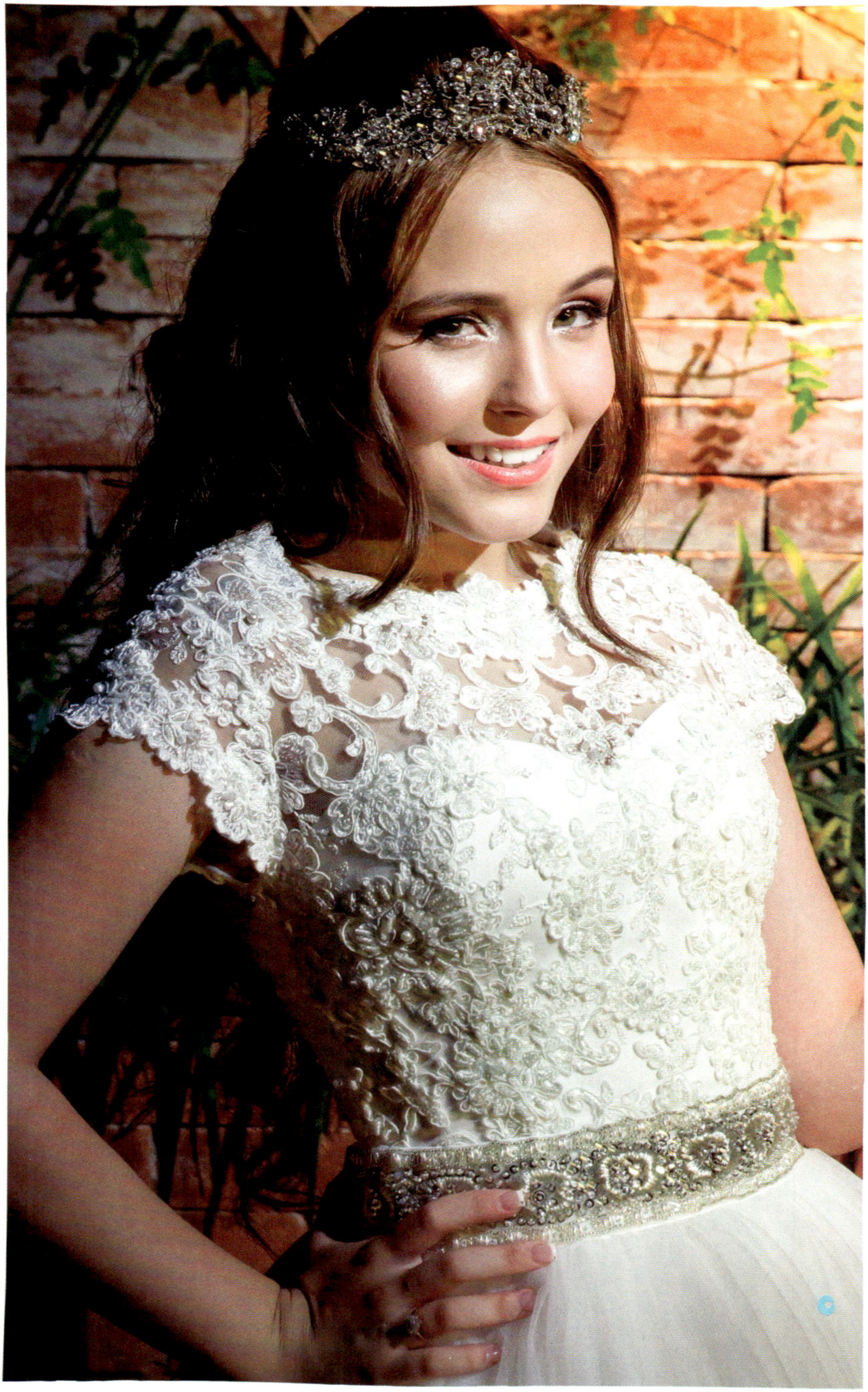

MAKE

# Festa de 15 anos

## LARISSA MANOELA

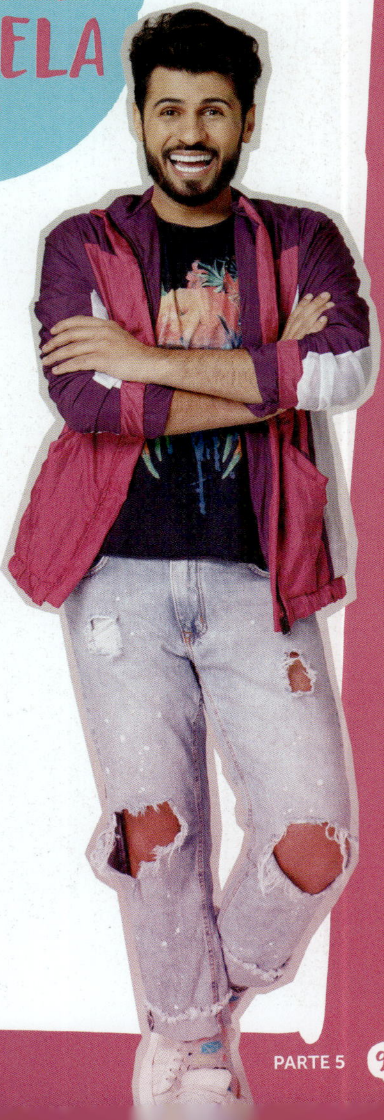

Essa make foi muito especial pra mim e relembrar é sempre muito legal. A festa da Lari foi uma emoção atrás da outra. Ela teve que se dividir entre atender a imprensa, gravar para a televisão e se arrumar, tudo isso em pouquíssimo tempo. Eu fiz a produção toda, cabelo e maquiagem, em menos de meia hora. O coração estava acelerado, mas deu tudo supercerto. #ufa Ela amou e, depois, muita gente me perguntou como tinha sido feita . Foi um sucesso que resolvi compartilhar aqui, só entre nós. <3

# Separe

## VOCÊ VAI PRECISAR DE:

- Sombra perolada
- Sombra nude opaca*
- Sombra marrom opaca*
- Sombra coral
- Sombra prata
- Lápis branco*
- Máscara de cílios*
- Blush coral
- Batom rosa*
- Iluminador*

*Esses itens já fazem parte do nosso kit básico.

1

Aplique, com suavidade, a sombra perolada na pálpebra móvel, até o côncavo.

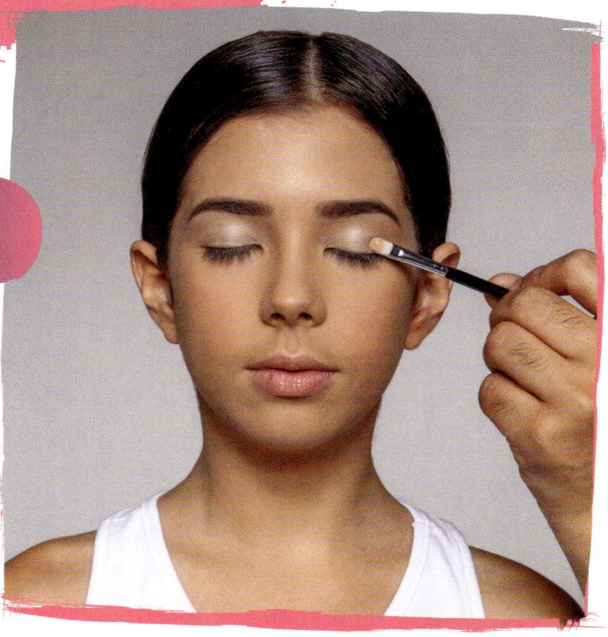

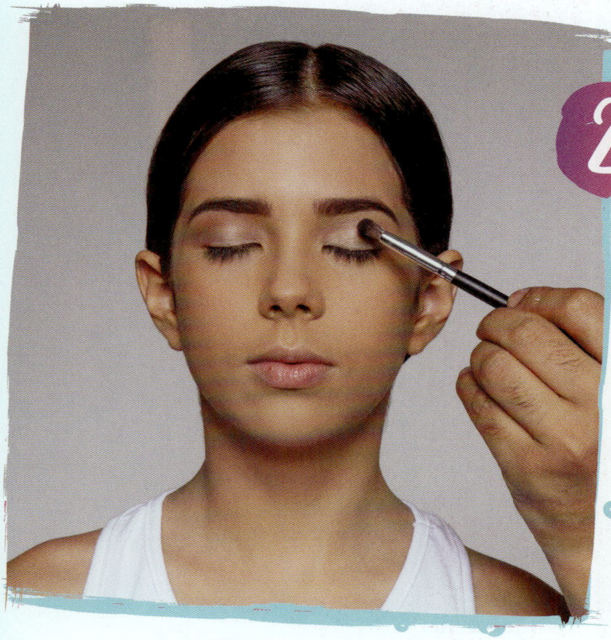

2

Com a sombra nude opaca, marque o côncavo, bem em cima do ossinho. Esfume muito bem!

3

Passe a sombra marrom no canto externo do olho. De novo, esfume muito bem, em direção ao côncavo.

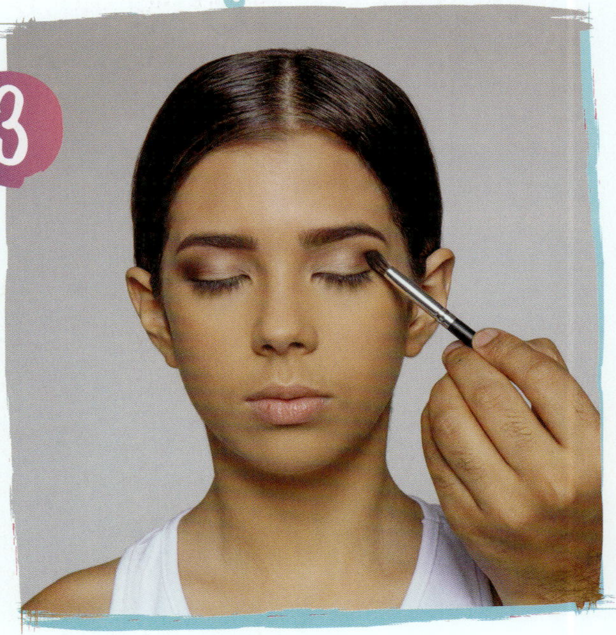

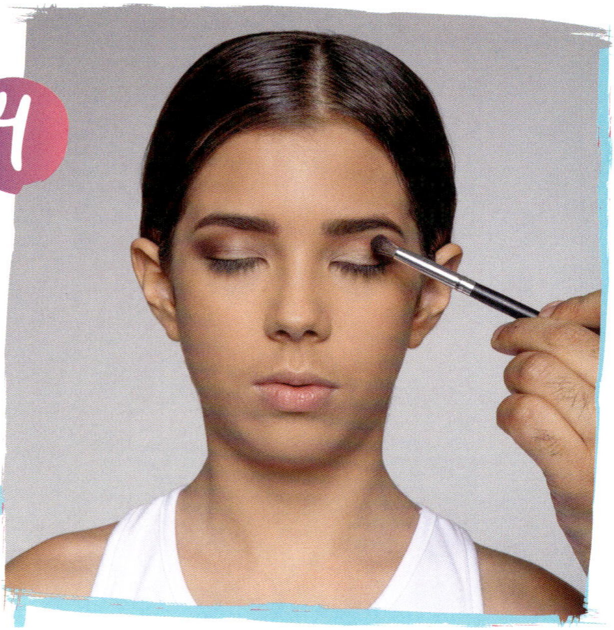

4

Agora é hora da sombra coral. Aplique-a sobre o ossinho do côncavo. E nunca é demais dizer para esfumar bastante, né?

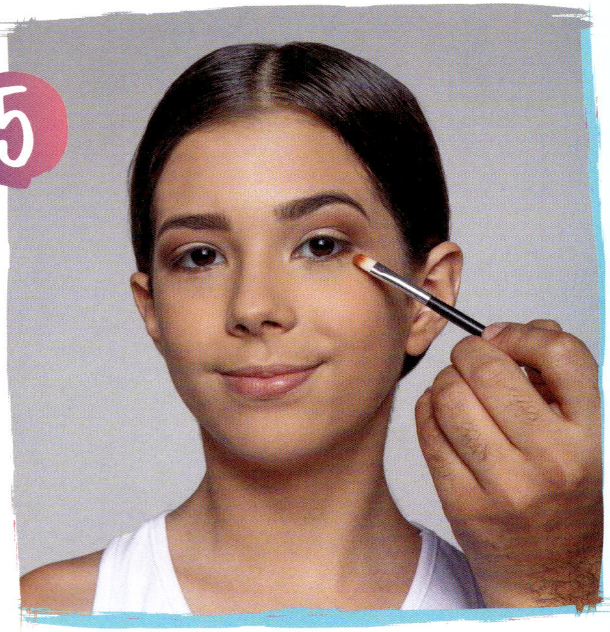

5

Usando um pincel pequeno, faça um traço fino de sombra marrom na pálpebra inferior. Esfume.

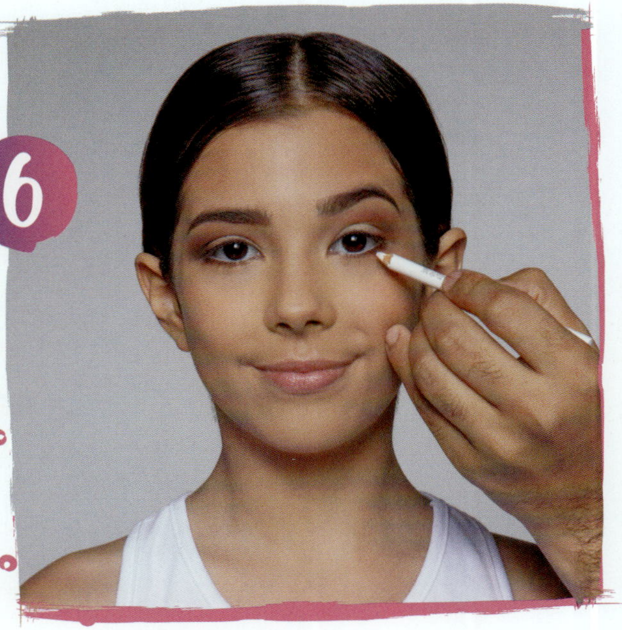

6

Com cuidado, aplique lápis branco na linha d'água.

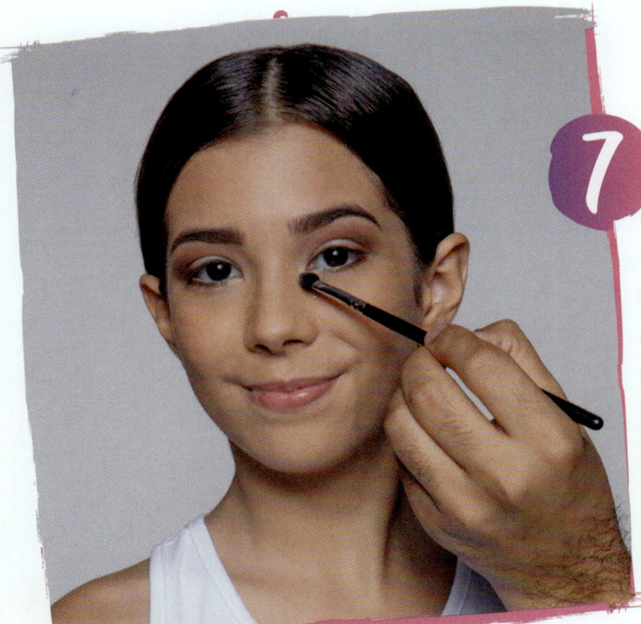

7

Faça um ponto de luz com a sombra perolada no canto interno do olho.

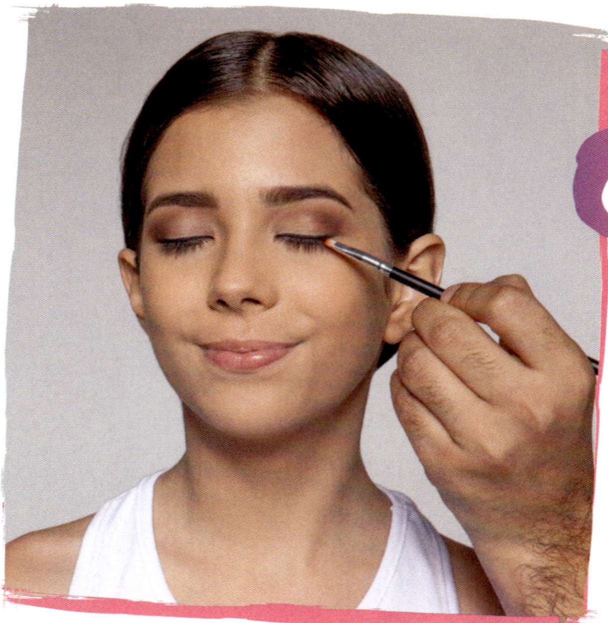

8

Faça um traço fino com delineador bem próximo aos cílios superiores.

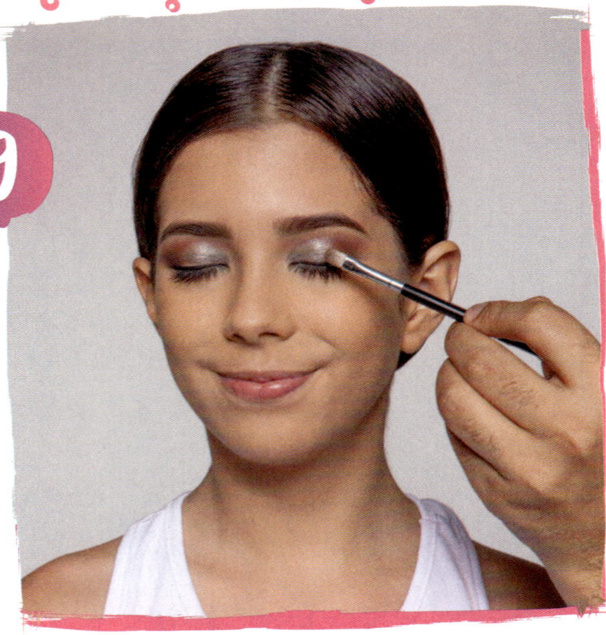

9

Aplique sombra prata na pálpebra superior. Ela dá o toque *glam* à produção. Então, pode caprichar! Para terminar o olho, muitas camadas de máscara de cílios.

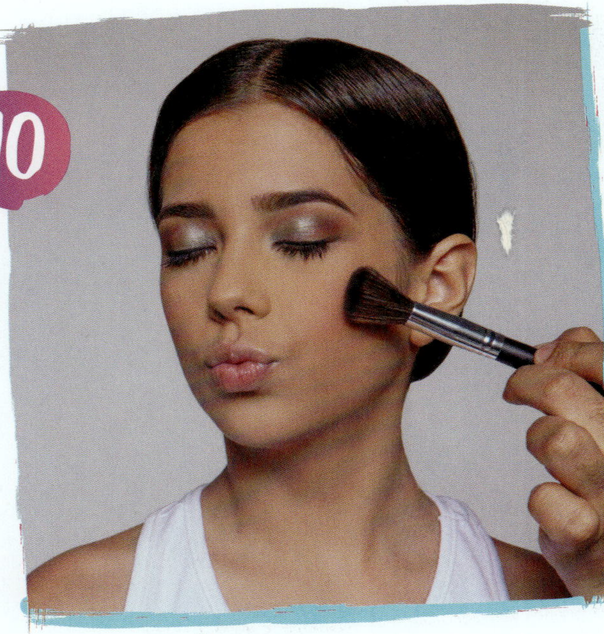

10

Aplique blush coral nas maçãs.

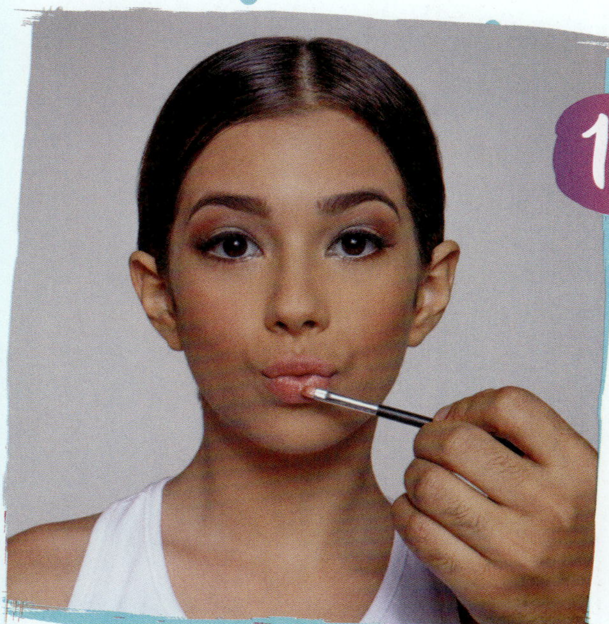

11

É a vez do batom: use um pincel ou passe direto sobre os lábios. Por cima, vale espalhar uma camada fininha de gloss.

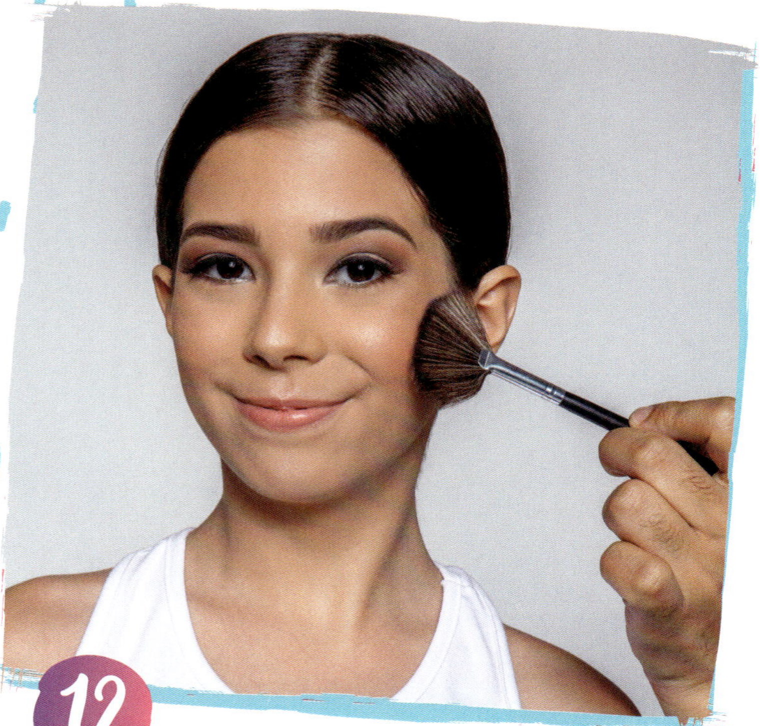

12

O iluminador é outro item essencial nessa produção. Ele vai na ponta do nariz, no arco do cupido (aquele V em cima dos lábios, lembra?) e abaixo das maçãs. E, como sempre... Esfume bem!

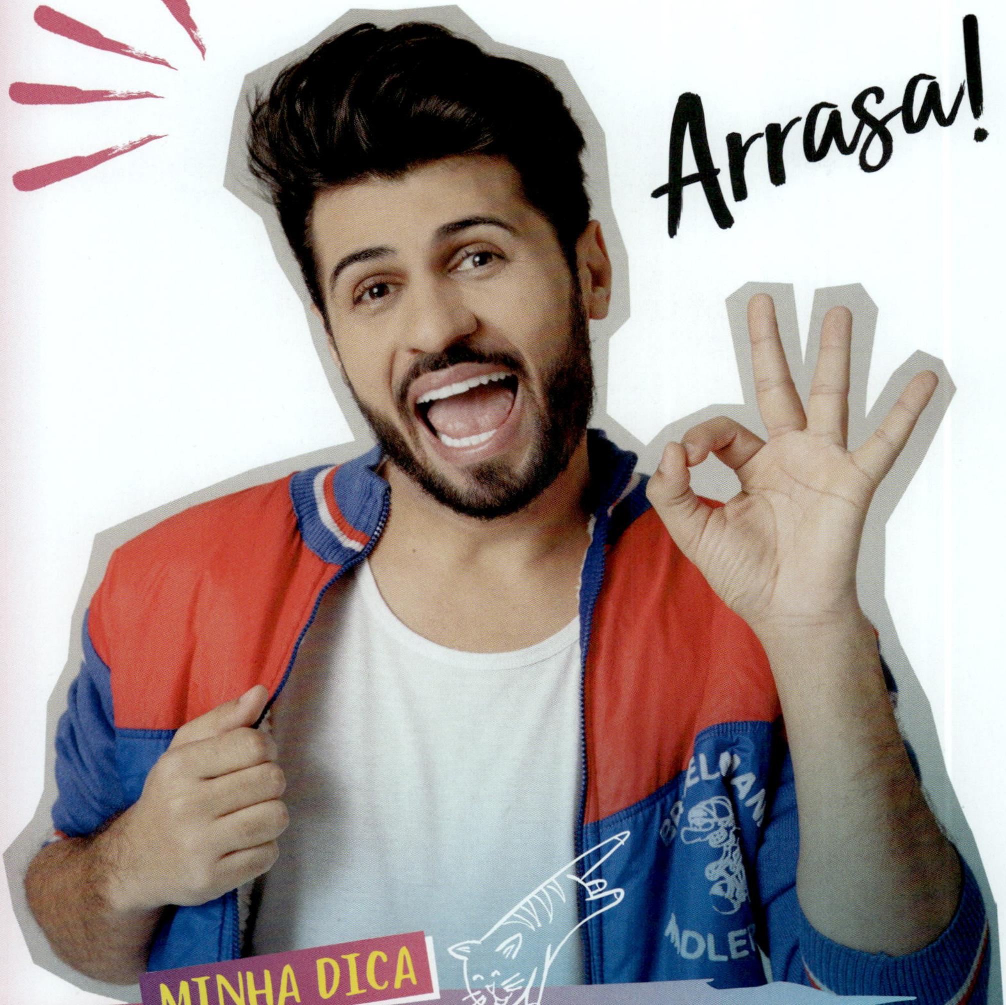

# Arrasa!

## MINHA DICA

Por ter pigmentos pequenos de cor, a sombra prata pode ser mais difícil de aplicar sem fazer bagunça. Por isso, umedeça o pincel antes de sujar na sombra e limpe o excesso de produto num papel macio. Só depois espalhe na pálpebra, com toques bem sutis para não borrar as sombras que foram aplicadas antes.

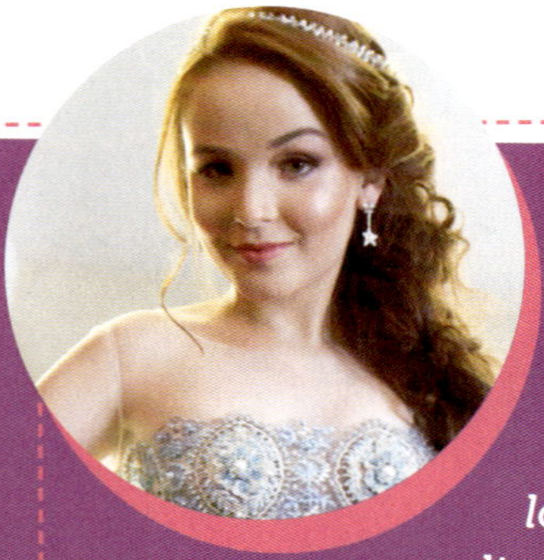

*"A primeira vez que eu vi o Ramon foi num trabalho de uma marca para a qual fotografo há muitos anos. Eu sou uma pessoa muito sensitiva, então logo que o conheci já senti que ele era alto-astral, com uma energia boa. Depois, quando fui fazer um show em São Paulo, pensei nele para me produzir, porque, além de ter gostado dele, a make sempre bateu muito com o meu gosto pessoal. E, desde então, a gente tem essa amizade muito forte. Ele tem o dom de me fazer feliz até quando estou pra baixo. Eu ligo pra ele, converso, passamos o dia juntos. Ele dá conselho, puxão de orelha. É um pouco de tudo pra mim: melhor amigo, confidente, irmão, pai... A gente tem uma sintonia muito grande. É meu fiel escudeiro, que eu sempre tenho por perto e para quem desejo tudo de melhor. Estou sempre vibrando com as conquistas dele, inclusive com este livro, que vai ser um marco. O Ramon é um menino muito maduro, sério, focado, guerreiro, batalhador. Merece tudo isso e eu estou muito feliz de fazer parte da história dele, assim como ele faz parte da minha. Amo o meu Amorinho!"*

**LARISSA MANOELA**

**Aqui é pra ficar bem diva, né, mores?** Se o seu cabelo for liso, faça ondas suaves com babyliss médio. Prenda as laterais levemente para trás, sem se esquecer de deixar fios soltos ao lado do rosto, para dar um ar de romantismo. Se você usar coroa ou algum outro acessório, prenda com grampos, para não correr o risco de cair nem sair do lugar. **#lacrou** O mais legal desse penteado é que ele combina super com outras produções mais casuais. Nesse caso, é só não colocar a coroa.

# Resultado

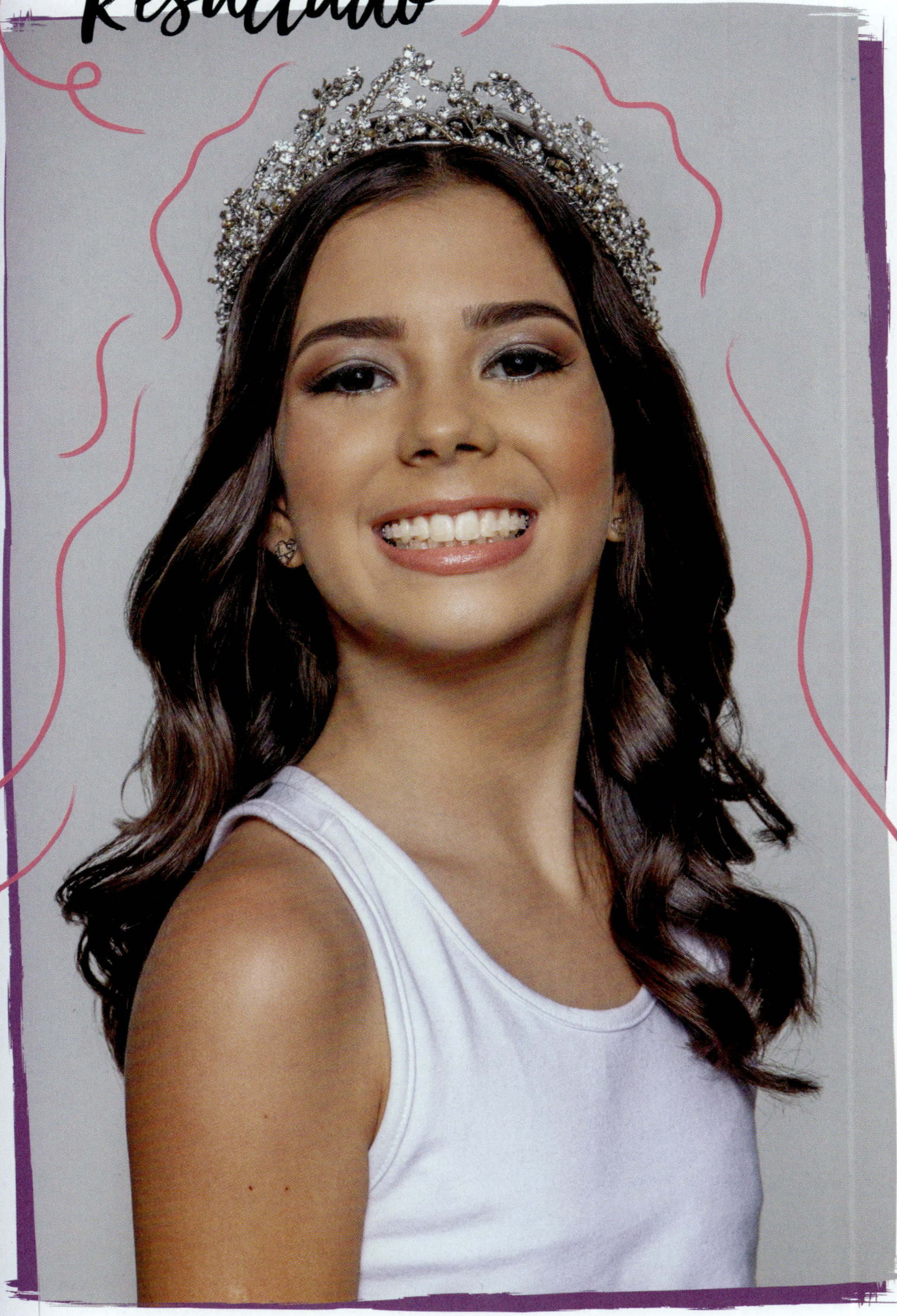

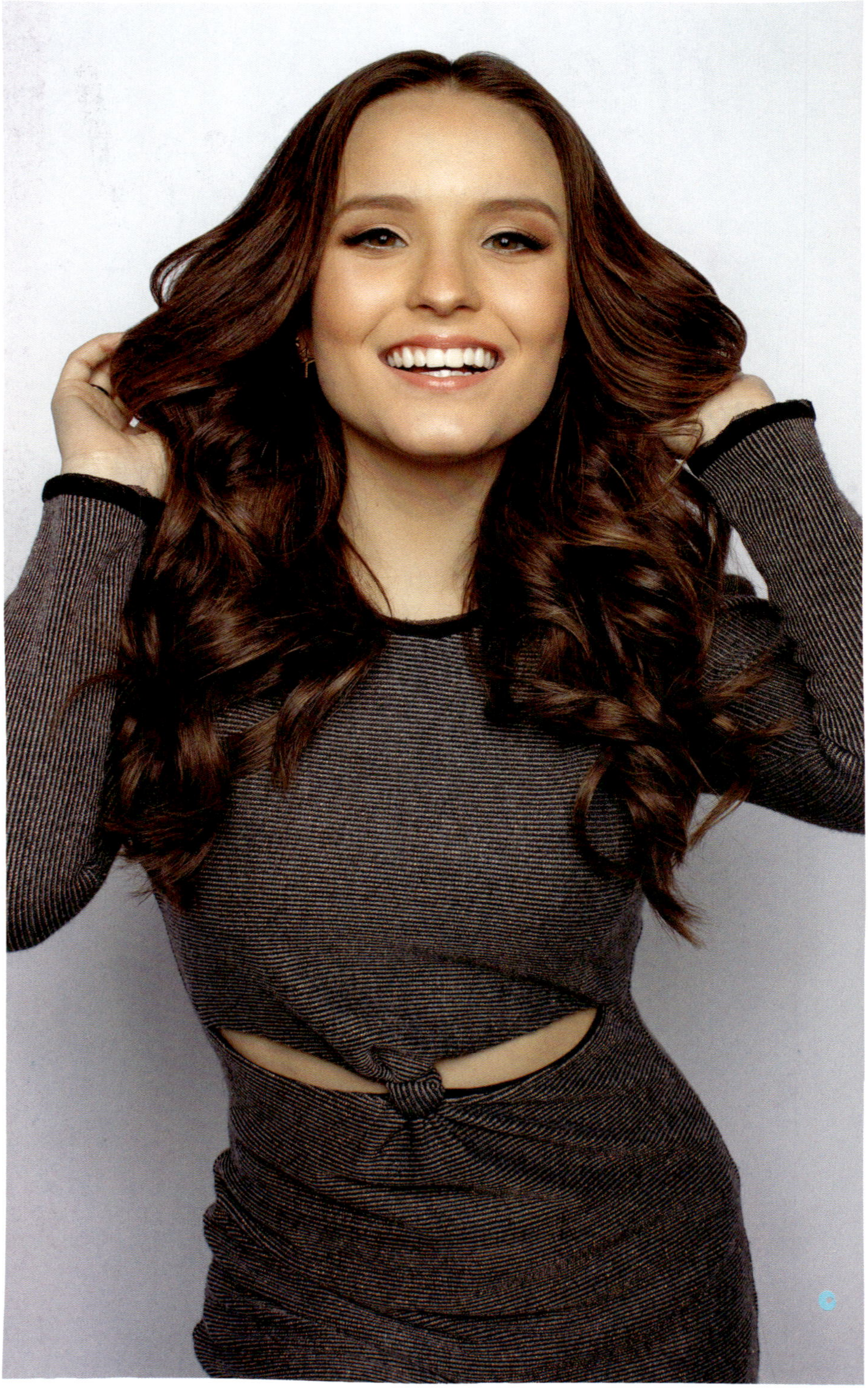

MAKE

# Mais que top!

## LARISSA MANOELA

BÔNUS

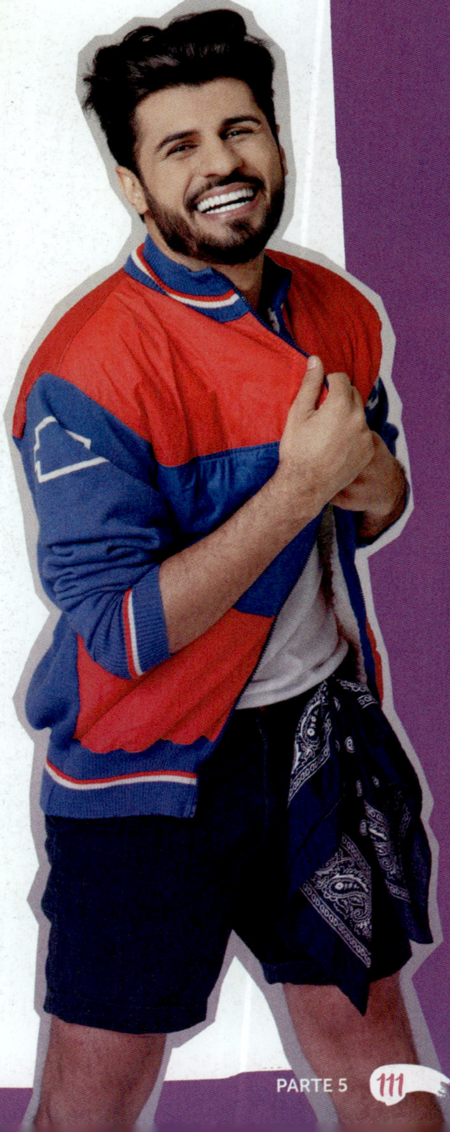

Depois de tanto tempo juntos e muitas makes, eu já sei direitinho do que a Lari mais gosta e o que fica melhor nela. E ela confia em mim de olhos fechados, literalmente — tanto que às vezes até dorme enquanto eu a maquio. Essa maquiagem, que mostro aqui como fazer, já se tornou marca registrada dela — ela amaaaaaaa e usa sempre em publicidade, TV e até shows. Quando o tempo é pouco para a produção, ela diz: "Faz o olho de sempre". E eu já sei que é disso que está falando: uma make curinga para qualquer ocasião e superfácil de fazer, que deixa a Lari ainda mais maravilhosa! Vamos aprender já?

# Separe

## VOCÊ VAI PRECISAR DE:

- Sombra cintilante perolada rosê
- Sombra marrom opaca*
- Lápis branco*
- Sombra marrom escura
- Delineador ou lápis preto*
- Máscara de cílios*
- Blush pêssego*
- Batom rosado*

*Esses itens já fazem parte do nosso kit básico.

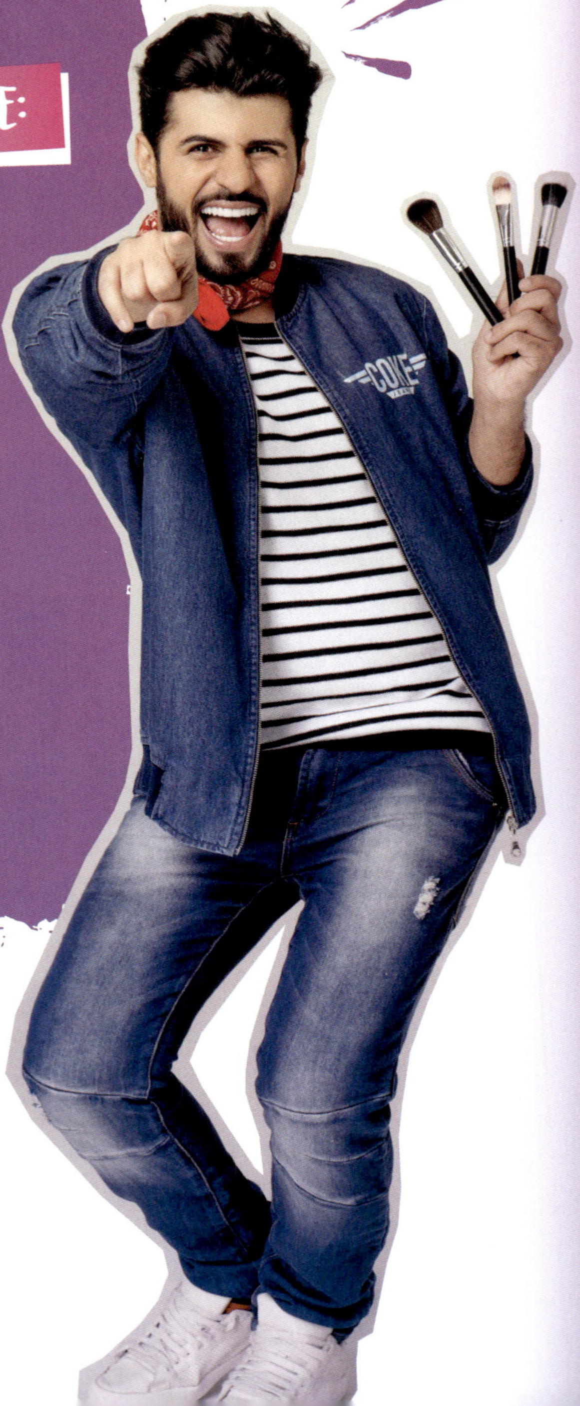

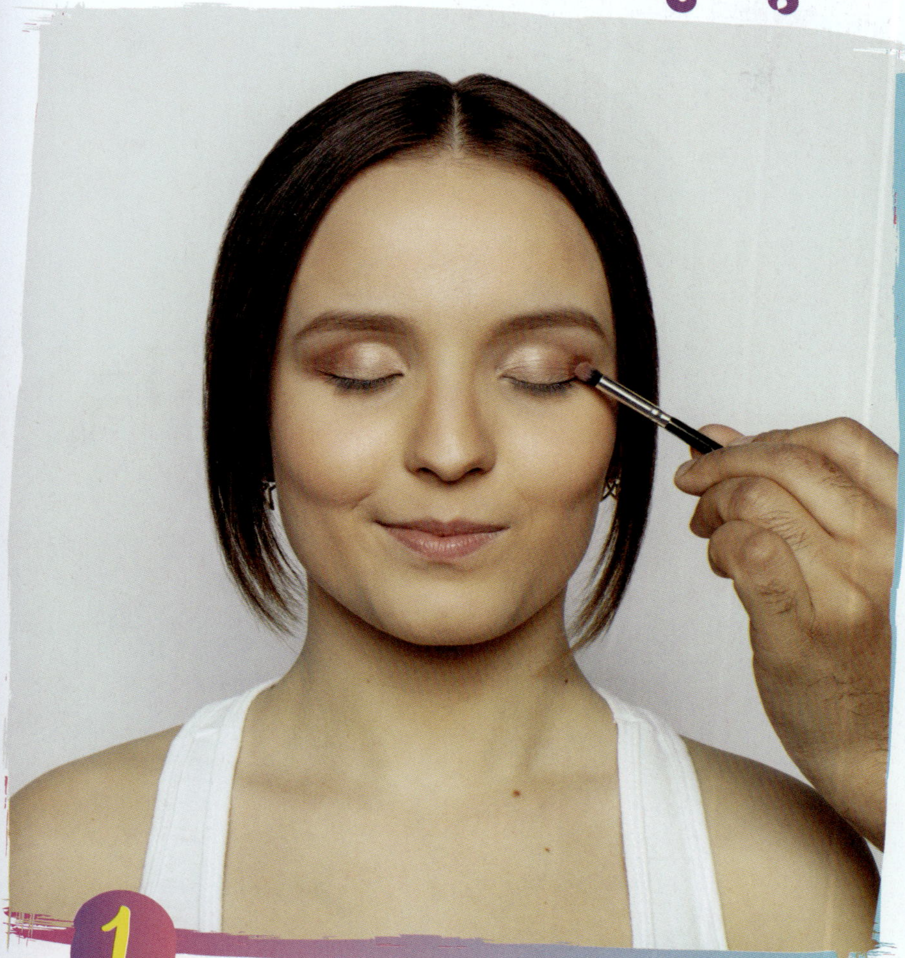

1

Aplique sombra cintilante perolada rosê na pálpebra móvel. Depois, passe uma sombra marrom no cantinho de fora do olho e vá esfumando em direção ao côncavo.

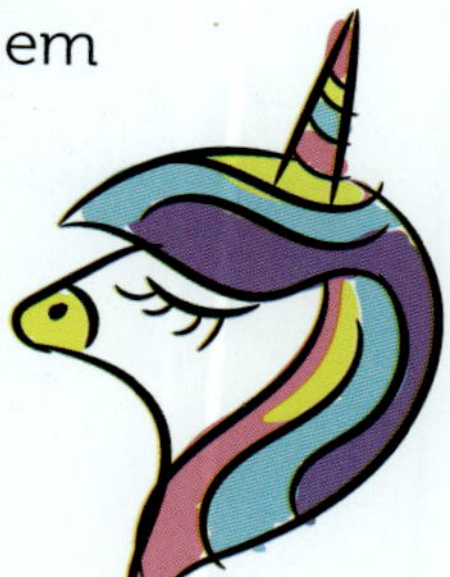

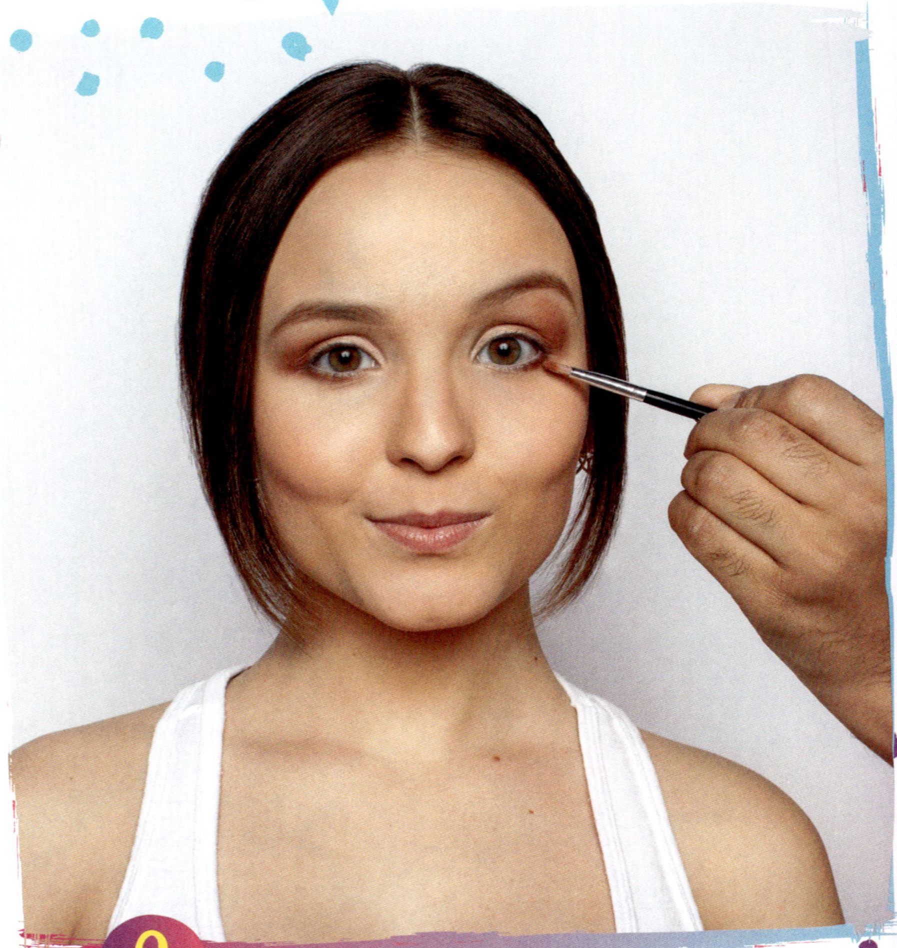

2

Passe esse mesmo marrom do passo 1 na pálpebra inferior. Esfume.

3

Aplique lápis branco na linha d'água, sem economizar!

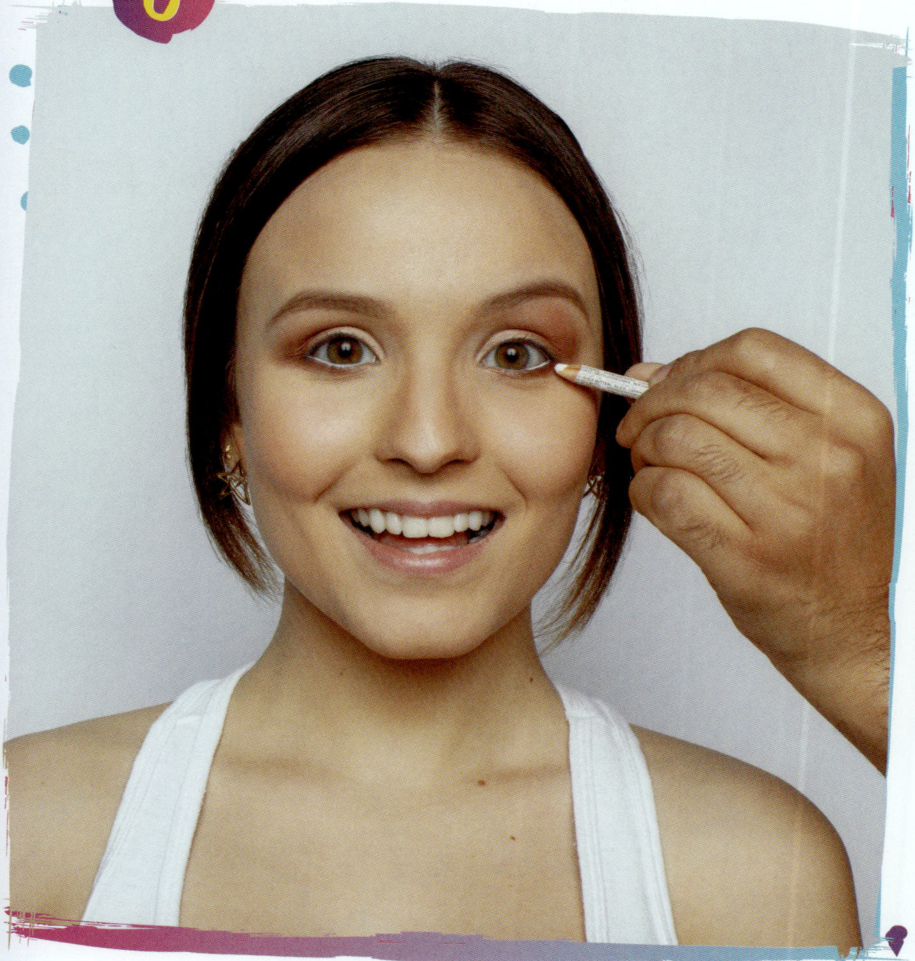

Aplique a sombra marrom escura na pálpebra superior, bem na raiz dos cílios, como se fosse delineador, mas só até o meio da pálpebra. Esfume.

4

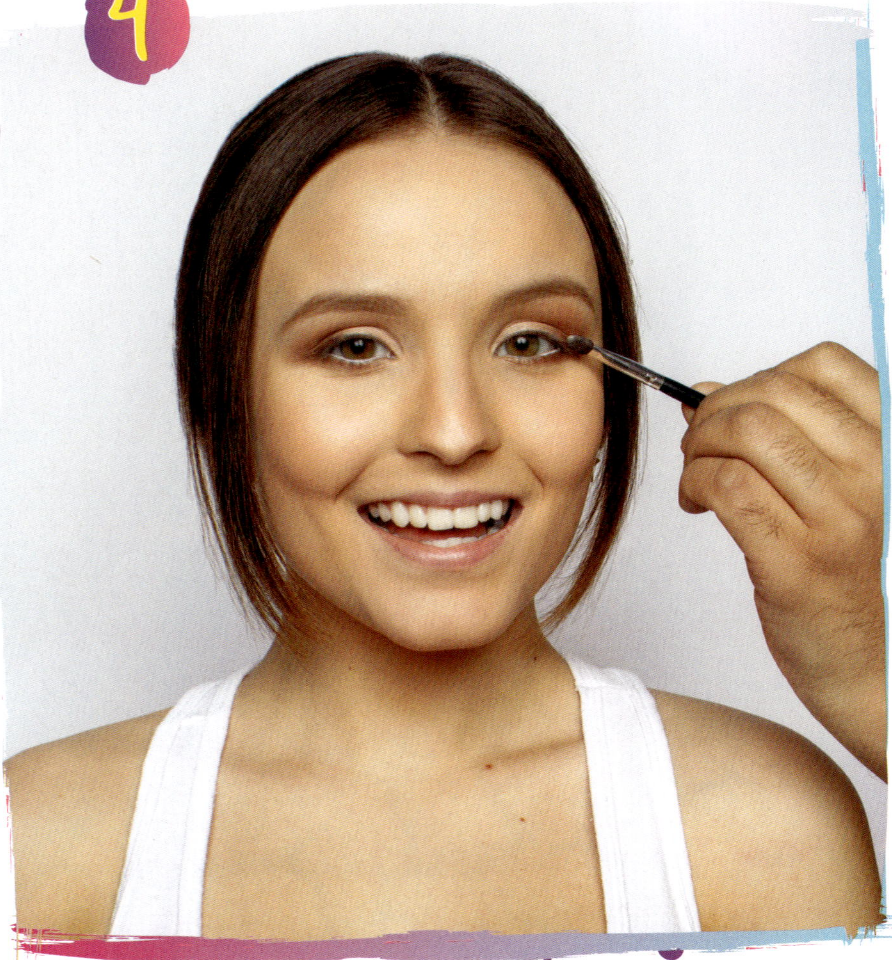

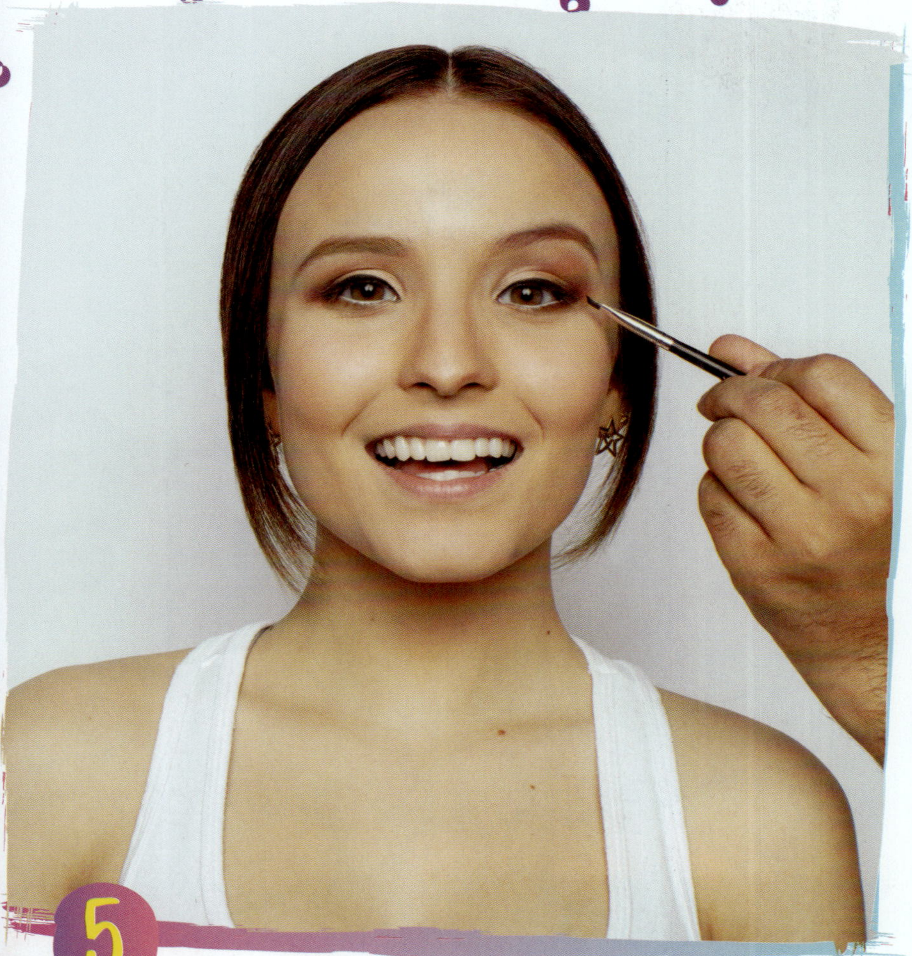

5

Faça um traço bem fininho de delineador junto à raiz dos cílios da pálpebra superior. Se preferir, use um lápis preto. Esfume para misturar com a última sombra marrom aplicada. Se preferir uma make mais *clean*, pode pular esse passo, ok?

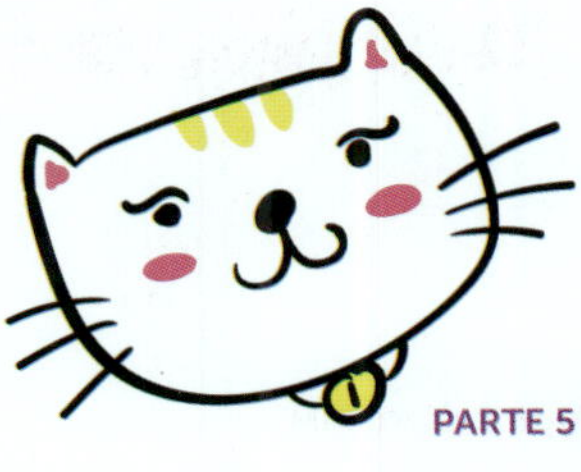

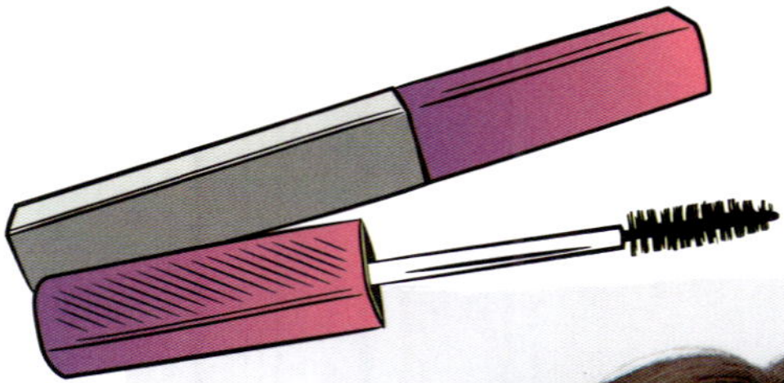

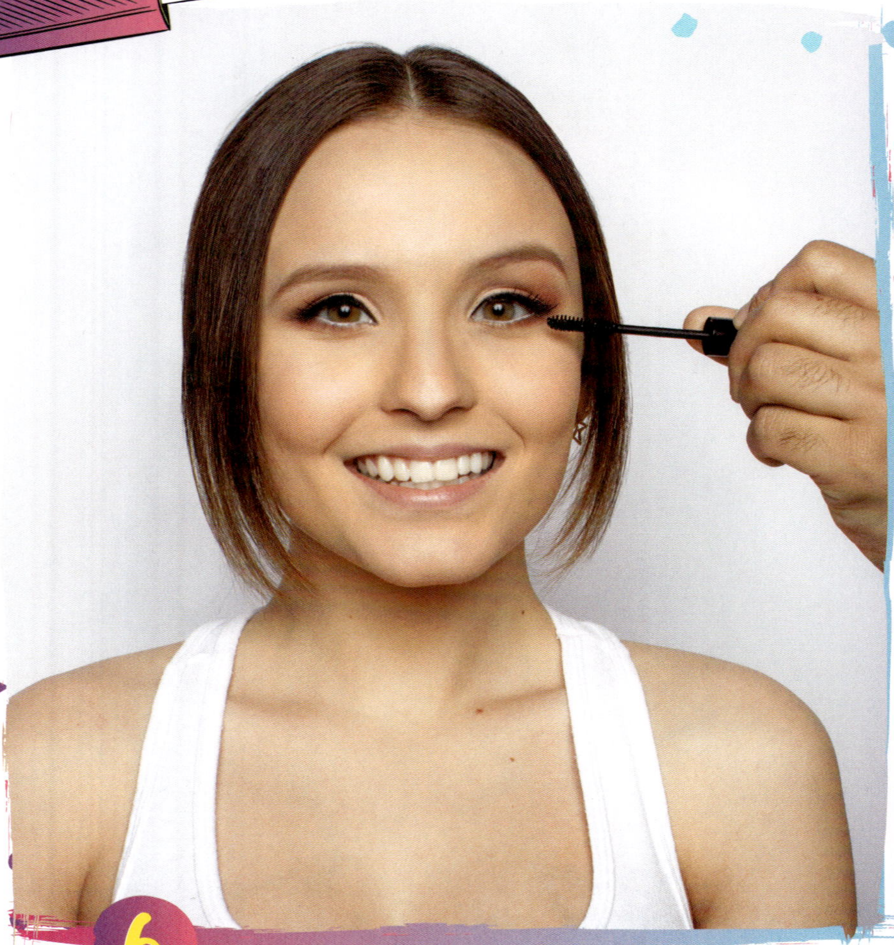

6

Para realçar o olhar, a Lari ama colocar cílios postiços. Mas uma boa máscara, em várias camadas, dá um efeito parecido.

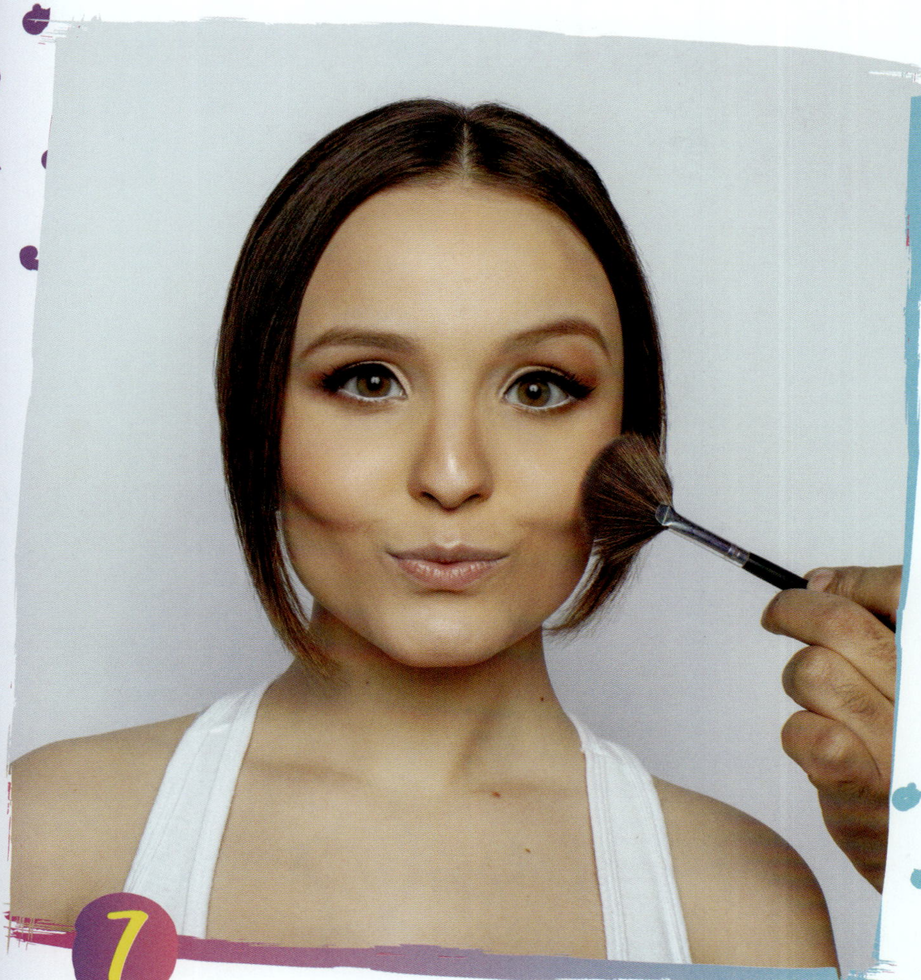

7

Ilumine as maçãs do rosto, a ponta do nariz, o arco do cupido e o queixo. Esfume bem, sempre!

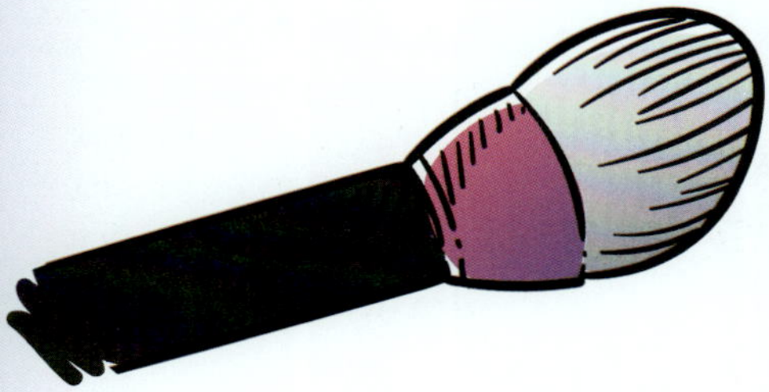

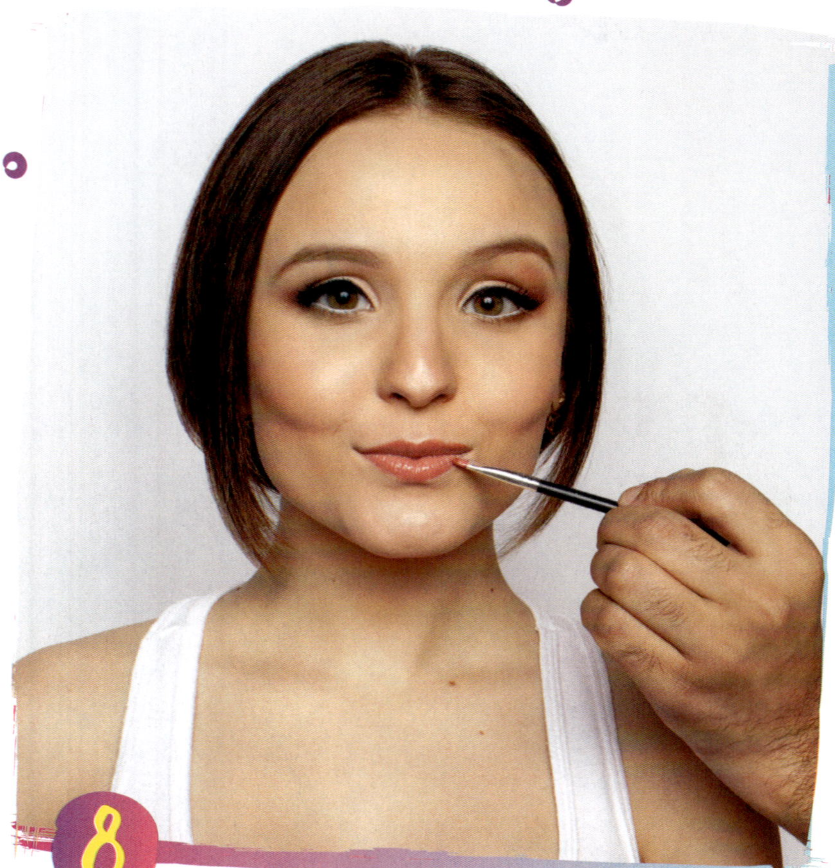

8

Finalize a produção com um batom rosado cremoso.

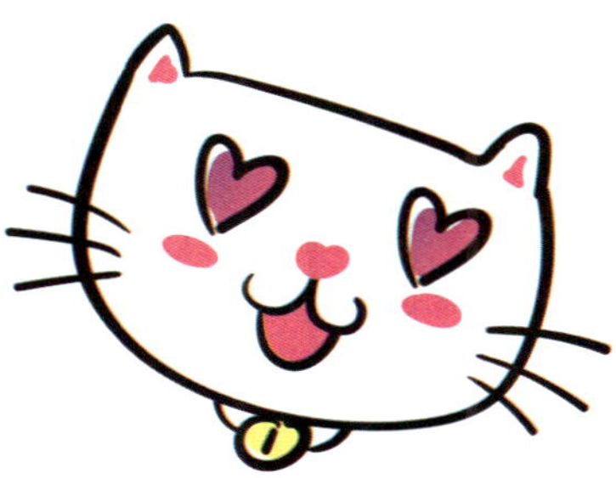

**Para combinar com essa make bapho, o cabelo tem que ter volume!** Eu e a Lari gostamos dele solto, com cachos feitos no babyliss. O segredo é, depois de tudo enrolado, desconstruir um pouco com as mãos para ficar bem natural.

# Resultado

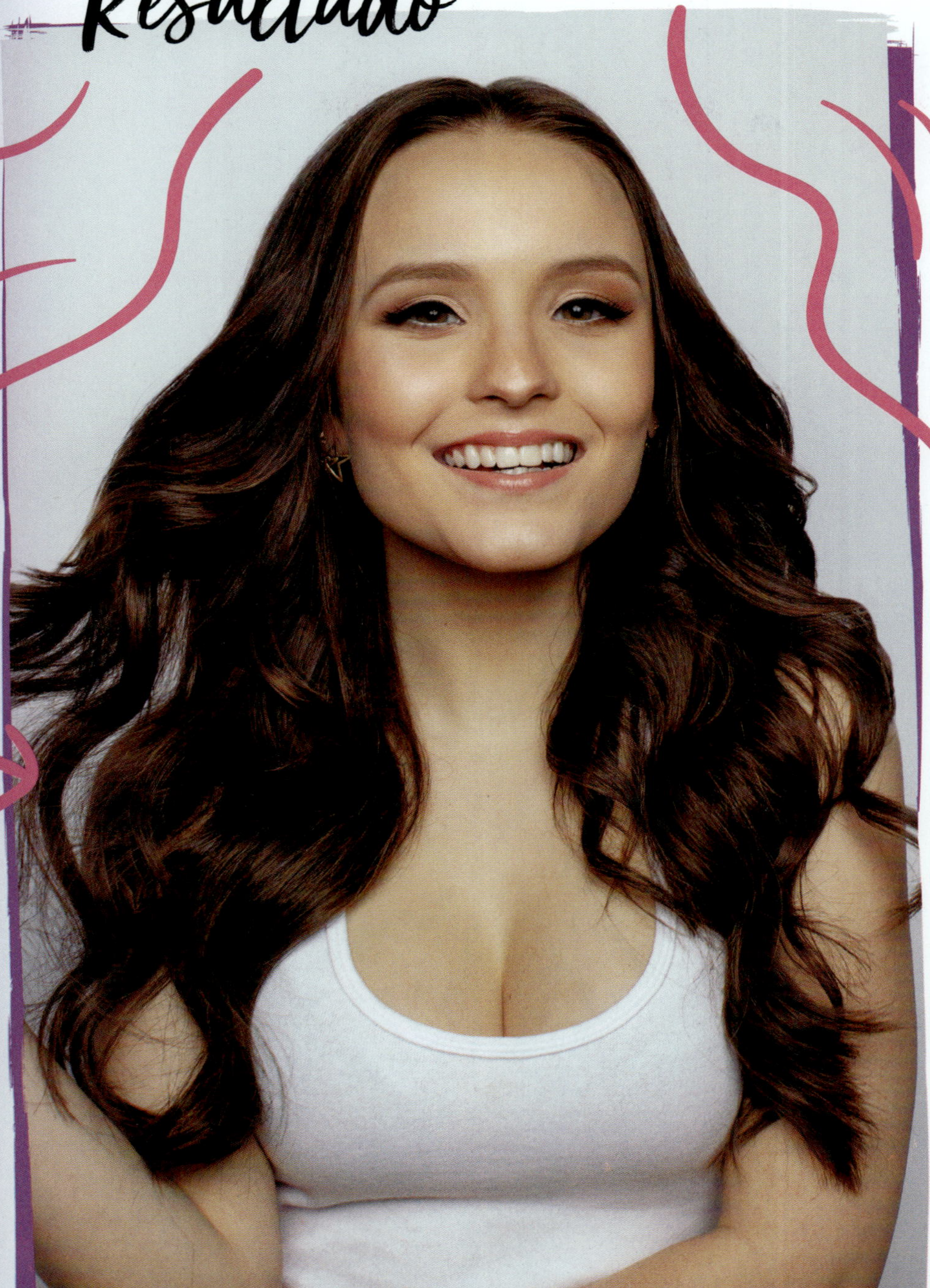

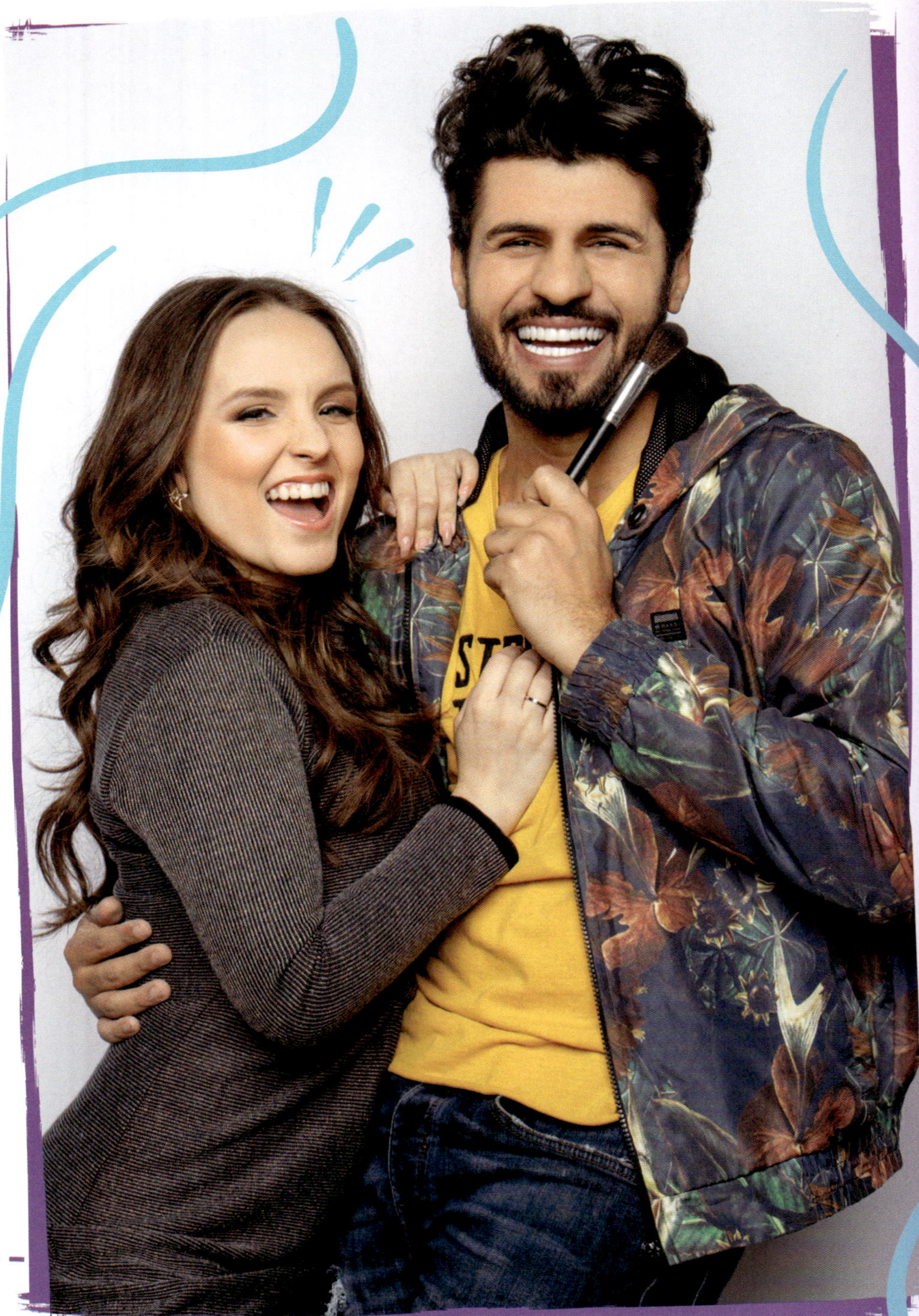

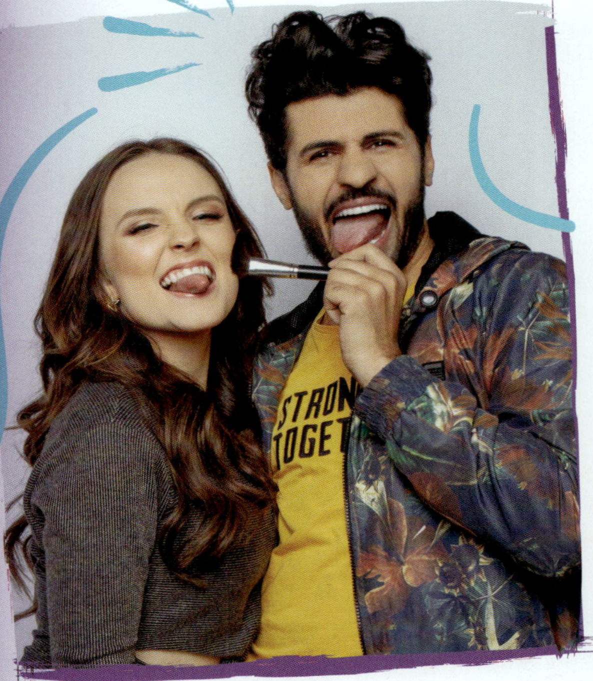

**Viu como foi fácil?**
Tenho certeza de que, depois de tantas dicas, se produzir vai ficar cada vez mais natural pra você. Antes de dar meu tchau, gostaria de aproveitar esse espacinho para uns toques finais:

1 **Maquiagem sempre deve ser usada para realçar a beleza natural e reforçar uma imagem positiva sua.** O que eu quero dizer é que exagerar na base, no corretivo, nos cílios postiços ou em qualquer outro item não é uma boa ideia, porque não transmite naturalidade. E eu sei que você é linda do jeito que é, e não tem nada que precise ser "mascarado", não é?

2 **Outra coisa superimportante é saber adequar o evento à make.** Ou seja, se você vai passear no shopping no fim de semana, prefira sempre uma pele suave, cores mais neutras e olhar delicado. Mas, por outro lado, a festa de 15 anos da sua melhor amiga **(ou a sua!)** merece uma superprodução. É quando vale muito a pena brilhar!

3 **Pode parecer que eu nasci sabendo maquiar, mas, acredite, treinei muuuuito para chegar aonde estou hoje.** Então, se você ainda não é fera no delineador, na máscara, no esfumado, relaxa: é assim mesmo! O segredo é praticar bastante na frente do espelho, se permitir errar, experimentar e descobrir todas as possibilidades dos produtos, das cores, dos pincéis. Esse processo é uma delícia e muito divertido! **Se joga!**

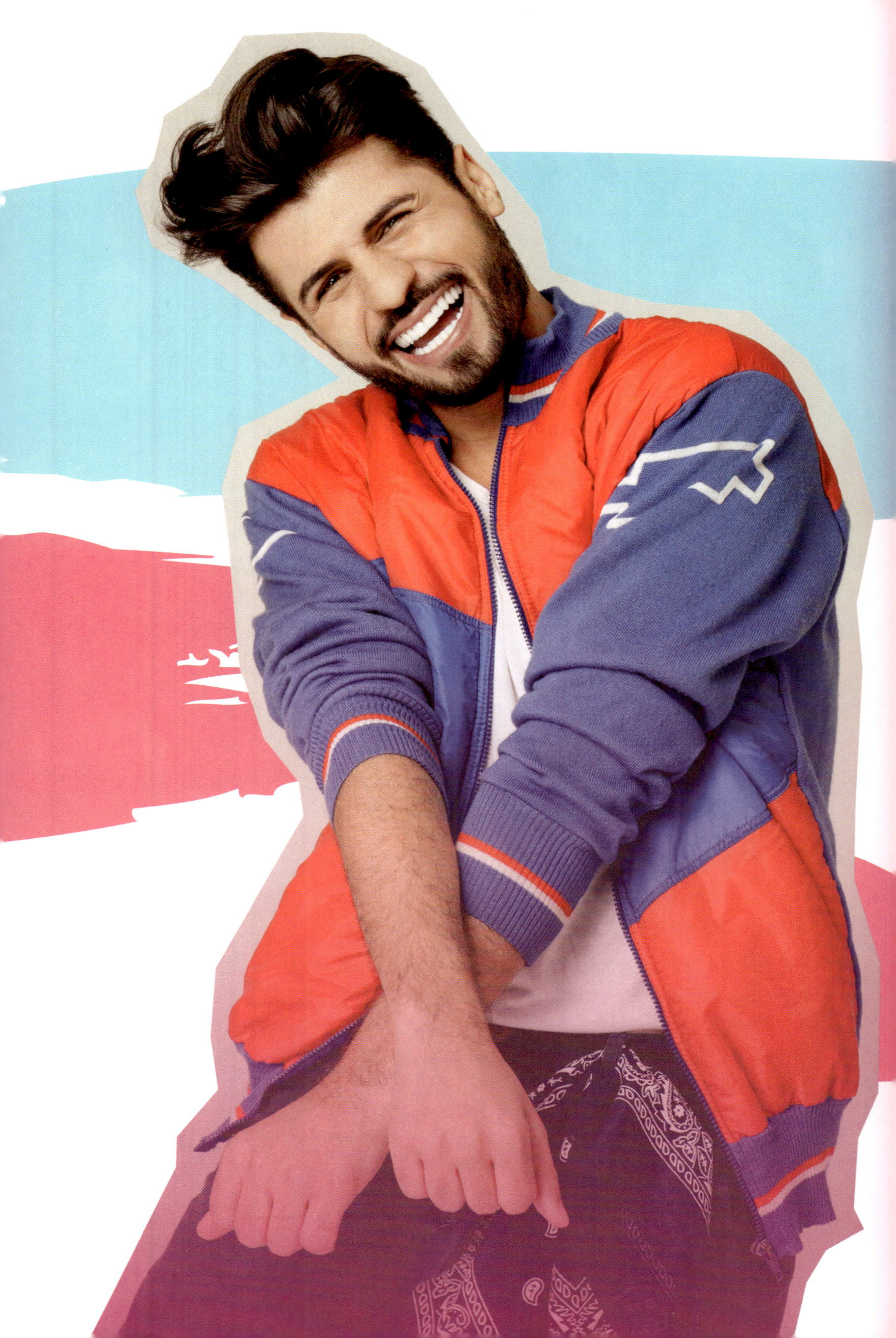

# Meu muito obrigado pra você!

Tudo o que é legal uma hora acaba. :(
Mas espero, de verdade, que você tenha curtido, aprendido e se divertido (tanto quanto eu) ao ler este livro. Que cada foto e cada palavra possam ser a inspiração de looks beeeeem babadeiros e que também ajudem na descoberta daquilo que você tem de único e que te faz bonita e especial. Ah, e vai ser uma honra ter você me acompanhando nas minhas redes sociais, para ficarmos ainda mais juntinhos.

INSTAGRAM: @ramonamorimoficial
FACEBOOK: Ramon Amorim Make up

Um beijo com carinho,
Ramon Amorim

# Agradecimentos

Sou profundamente grato a todos que, de uma forma ou de outra, me incentivam, ajudam e inspiram. Sem vocês, este livro não seria possível: as minhas amigas Larissa Manoela, Maisa Silva, Bella Moreira, Heslaine Vieira, Mharessa e Lívia Inhudes, os fotógrafos Charles Sartori (p. 98 e 108), Henrique Dip (p. 50 e 56), Bruna Ricardo (p. 88 e 96), Chico Audi (p. 68 e 76), Guilherme Rossi (p. 58 e 66), Nino Souza (p. 9 e 10) e Valdir Reis (p. 11), que gentilmente cederam suas fotos, assim como Cristina Borges Lima, da Missteen (p. 88 e 96), e Rodrigo Amaral, da UP4YOU (p. 68 e 76). Um agradecimento especial também ao fotógrafo Rodrigo Takeshi, que clicou as imagens deste livro e é um grande amigo, a toda a equipe da editora HarperCollins, à minha família e aos meus amigos. Vocês são muito especiais para mim!

## ANOTAÇÕES

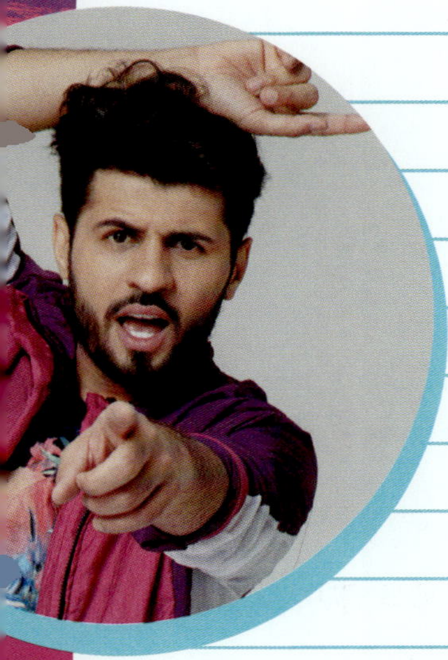

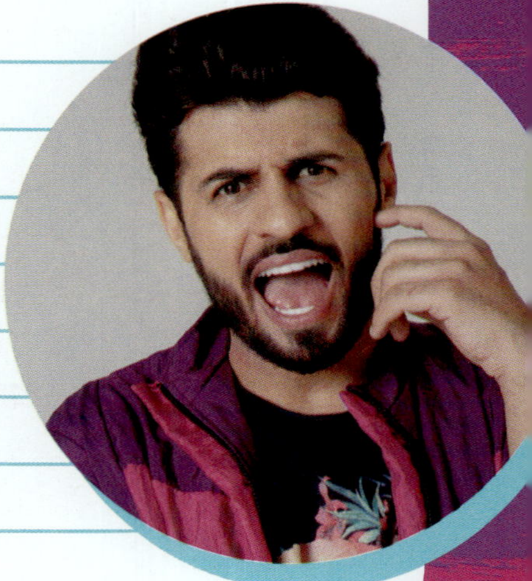